CÓMO VIVIR CON DIABETES,
UNA VISIÓN DE ENFERMERÍA

CÓMO VIVIR CON DIABETES,
UNA VISIÓN DE ENFERMERÍA

L. PILICITA - M. CHÁVEZ - E. TIRADO - S. JUNA - S. PADILLA - C. DE LA TORRE - S. TACO - R. JIMÉNEZ - MP. GUEVARA - N. VACA

IMPORTANTE

La información aquí presentada no pretende sustituir el consejo profesional en situaciones de crisis o emergencia.

Para el diagnóstico y manejo de alguna de alguna condición particular es recomendable consultar un profesional acreditado.

Cada uno de los artículos aquí recopilados son de exclusiva responsabilidad de sus autores.

Una producción de Cuevas Ediciones
2018 Ediciones Cuevas,

Diseño de Cubierta: Paola Torres

ISBN:
Impreso por IMPRIMARCOS
Impreso en Ecuador - Printed in Ecuador

Cualquier forma de reproducción, distribución, comunicación pública o transformación de esta obra solo puede ser realizada con la autorización de sus titulares, salvo excepción prevista por la ley.

ÍNDICE DE AUTORES

EDITORA
STEFANY BAQUERO
Médica Cirujana graduada de la Pontificia Universidad Católica del Ecuador; Endocrinóloga por la Pontificia Universidad Católica de Río de Janeiro; investigaciones en enfermedades tiroidianas y diabetes.
Al momento cursando el último semestre de la Maestría en Salud Pública en la Universidad San Francisco de Quito.
Trabaja actualmente en el área de endocrinología en el Hospital General San Francisco del IESS, en el diagnóstico, tratamiento y seguimiento de patologías que competen su especialidad.

AUTORES:
LIC. LORENA PILICITA
Lorem ipsum dolor sit amet, consectetur adipiscing elit. Nunc vitae luctus est. Proin vitae purus ut odio semper consectetur vitae eu metus. Sed vehicula dictum est, sit amet vehicula eros luctus a. Suspendisse nec massa mi. Morbi finibus vel leo eu varius.
Introducción a la diabetes

LICENCIADA MAYRENE MABEL CHÁVEZ MERA
Lorem ipsum dolor sit amet, consectetur adipiscing elit. Nunc vitae luctus est. Proin vitae purus ut odio semper consectetur vitae eu metus. Sed vehicula dictum est, sit amet vehicula eros luctus a. Suspendisse nec massa mi. Morbi finibus vel leo eu varius.
Epidemiología de la diabetes

LOREM IPSUM
Nunc vitae luctus est. Proin vitae purus ut odio semper consectetur vitae eu metus. Sed vehicula dictum est, sit amet vehicula eros luctus a. Suspendisse nec massa mi. Morbi finibus vel leo eu varius. Morbi orci turpis, pellentesque vitae sodales at, volutpat ac nisi. Fusce ut consectetur eros. Pellentesque et ante consequat nunc volutpat tristique non in neque. Suspendisse a dignissim mi. Suspendisse faucibus efficitur eleifend.
Lorem Ipsum

Cómo Vivir con Diabetes

LOREM IPSUM

Nunc vitae luctus est. Proin vitae purus ut odio semper consectetur vitae eu metus. Sed vehicula dictum est, sit amet vehicula eros luctus a. Suspendisse nec massa mi. Morbi finibus vel leo eu varius. Morbi orci turpis, pellentesque vitae sodales at, volutpat ac nisi. Fusce ut consectetur eros. Pellentesque et ante consequat nunc volutpat tristique non in neque. Suspendisse a dignissim mi. Suspendisse faucibus efficitur eleifend.

Lorem Ipsum

LOREM IPSUM

Nunc vitae luctus est. Proin vitae purus ut odio semper consectetur vitae eu metus. Sed vehicula dictum est, sit amet vehicula eros luctus a. Suspendisse nec massa mi. Morbi finibus vel leo eu varius. Morbi orci turpis, pellentesque vitae sodales at, volutpat ac nisi. Fusce ut consectetur eros. Pellentesque et ante consequat nunc volutpat tristique non in neque. Suspendisse a dignissim mi. Suspendisse faucibus efficitur eleifend.

Lorem Ipsum

LOREM IPSUM

Nunc vitae luctus est. Proin vitae purus ut odio semper consectetur vitae eu metus. Sed vehicula dictum est, sit amet vehicula eros luctus a. Suspendisse nec massa mi. Morbi finibus vel leo eu varius. Morbi orci turpis, pellentesque vitae sodales at, volutpat ac nisi. Fusce ut consectetur eros. Pellentesque et ante consequat nunc volutpat tristique non in neque. Suspendisse a dignissim mi. Suspendisse faucibus efficitur eleifend.

Lorem Ipsum

LOREM IPSUM

Nunc vitae luctus est. Proin vitae purus ut odio semper consectetur vitae eu metus. Sed vehicula dictum est, sit amet vehicula eros luctus a. Suspendisse nec massa mi. Morbi finibus vel leo eu varius. Morbi orci turpis, pellentesque vitae sodales at, volutpat ac nisi. Fusce ut consectetur eros. Pellentesque et ante consequat nunc volutpat tristique non in neque. Suspendisse a dignissim mi. Suspendisse faucibus efficitur eleifend.

Lorem Ipsum

Cómo Vivir con Diabetes

LOREM IPSUM

Nunc vitae luctus est. Proin vitae purus ut odio semper consectetur vitae eu metus. Sed vehicula dictum est, sit amet vehicula eros luctus a. Suspendisse nec massa mi. Morbi finibus vel leo eu varius. Morbi orci turpis, pellentesque vitae sodales at, volutpat ac nisi. Fusce ut consectetur eros. Pellentesque et ante consequat nunc volutpat tristique non in neque. Suspendisse a dignissim mi. Suspendisse faucibus efficitur eleifend.

Lorem Ipsum

LOREM IPSUM

Nunc vitae luctus est. Proin vitae purus ut odio semper consectetur vitae eu metus. Sed vehicula dictum est, sit amet vehicula eros luctus a. Suspendisse nec massa mi. Morbi finibus vel leo eu varius. Morbi orci turpis, pellentesque vitae sodales at, volutpat ac nisi. Fusce ut consectetur eros. Pellentesque et ante consequat nunc volutpat tristique non in neque. Suspendisse a dignissim mi. Suspendisse faucibus efficitur eleifend.

Lorem Ipsum

LOREM IPSUM

Nunc vitae luctus est. Proin vitae purus ut odio semper consectetur vitae eu metus. Sed vehicula dictum est, sit amet vehicula eros luctus a. Suspendisse nec massa mi. Morbi finibus vel leo eu varius. Morbi orci turpis, pellentesque vitae sodales at, volutpat ac nisi. Fusce ut consectetur eros. Pellentesque et ante consequat nunc volutpat tristique non in neque. Suspendisse a dignissim mi. Suspendisse faucibus efficitur eleifend.

Lorem Ipsum

ÍNDICE

Presentación   13
Stefany Baquero

1. Introducción a la diabetes   15
Lorena Pilicita

2. Epidemiología de la diabetes   31
Mayrene Chávez

3. Obesidad y prevención   49
Evelyn Tirado

4. Crecimiento y desarrollo
Mayra Medina

5. Obesidad y hormonas
Yadira Carrión

6. Diabetes y hormonas
Gladys Ambi

7. Sistema óseo y hormonas
Catalina Hidalgo C.

8. Embarazo y hormonas
Sylvia Tene

9. Sexualidad y hormonas
Gerardo Granja

10. Adulto mayor y hormonas
Gilda Gutierrez

11. Genética
Anna Ma. Jaramillo

Acerca del Editor

PRESENTACIÓN

La diabetes es una enfermedad en la cual aumenta el azúcar a nivel sanguíneo, pero no solo se limita a esto. El azúcar es necesaria para todo proceso de funcionamiento celular, todos los tejidos y órganos. Esta se transporta a través del sistema sanguìneo, sin embargo en cantidades mayores permitidas para la buena sincronización de las funciones corporales; produce daños en todos los órganos del cuerpo; de ahì viene las complicaciones màs conocidas :en los riñones, en la circulaciòn distal de miembros inferiores, en la retina. Pero hay otras complicaciones menos conocidas como la osteoporosis, el alzheimer, riesgo de infarto cardiaco o cerebral ,el hìgado graso, problemas de función sexual , y gástrica.

Es por eso que el empoderamiento de los pacientes con diabetes, mediante el conocimiento de su control y cuidado es muy importante para llegar a un buen pronóstico de la enfermedad. Las autoras han enfatizado en mostrar un acercamiento científico de la diabetes de manera práctica.

Sepa usted, que el control de la diabetes està demostrado que los cuidados y guìas mèdicas solo mejora el 2% del control de diabetes, el resto lo realiza usted en casa, con ayuda de su familia y la comunidad.

Stefany Baquero
Editora

1
Introducción a la Diabetes

LIC. LORENA PILICITA

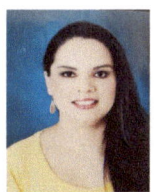

Licenciada en Enfermería de la Pontificia Universidad Católica del Ecuador, graduada en el año 2006. Secretaria de A.N.E.R.E (Asociación Nacional de Enfermeras Rurales del Ecuador 2007, Coordinadora de Docencia e investigación de enfermería 2012, supervisión de enfermería 2008 Hospital Pablo Arturo Suárez, 2016 HSFQ, Docente de Enfermería en la Universidad Central del Ecuador 2009 y ESPOJ (Escuela Politécnica Javeriana) 2010. Auditora de Cuentas Médicas en Gestión Pública y Privada 2009-2016, gestión de dispositivos médicos 2015, Miembro de la Comisión Nacional del IESS y Capacitadora en el Tarifario Nacional de Salud 2015-2016 público y privado. Enfermera Operativa en las áreas de Traumatología, Emergencia, Gineco-Obstetricia, Oncología y Programación Quirúrgica. Coordinadora de varios congresos de salud, Responsable del servicio de Centro Obstétrico del Hospital San Francisco de Quito IESS 2017. Actualmente Jefe de enfermería del HSFQ.

DEDICATORIA

Con mucho cariño a Dios y mi familia en especial a mi padre que se encuentra en el cielo, mi madre, mis hermanos, mi sobrina, mis dos amigas (M y Y) y una persona muy importante para mi, que con todo el apoyo han hecho que mis días tristes y difíciles sean diferentes llenos de esperanza y fortaleza para salir adelante en la vida.

Una enfermedad que puede ser mortal

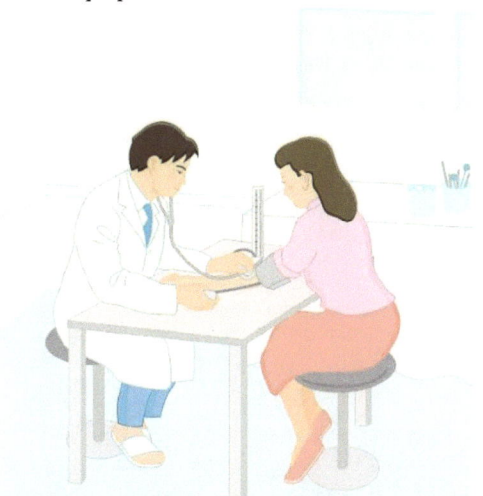

La siguiente es una típica escena de consulta médica: El paciente espera ansioso el resultado de los análisis y el médico entrega su diagnóstico: El paciente tiene diabetes.

Luego de unos minutos donde el paciente sólo escuchaba al doctor explicando algunas cosas de la enfermedad y el plan que van a seguir para su tratamiento, su mente se pone a divagar.

¿Qué sabe nuestro paciente de la diabetes?, quizá piense que es un problema que se da por comer demasiados dulces, pero ese no parece ser su caso. Es verdad que le gustan los chocolates pero ¿a quién no?. Alguna vez supo de un tío lejano que tenía diabetes y le tuvieron que amputar un pie, ¿ese era el desenlace irreparable de la enfermedad?. No lo creía, sabía que su antiguo jefe también tenía diabetes y no le pasó nada de eso, incluso hay niños que la tienen. Las reacciones y pensamientos de un paciente con diabetes pueden variadas, lo que no cambia es la necesidad de conocer sobre su enfermedad.

¿Cómo funciona la diabetes?
A partir de los próximos días nuestro paciente imaginario empezaría un viaje de descubrimiento de su condición, el mismo viaje que usted inicia hoy, con la lectura de este libro.

Empezaremos por el principio, entendiendo el funcionamiento del sistema endócrino, trataremos de explicar en un lenguaje llano los términos médicos y daremos un vistazo general al diagnóstico, tratamiento y las mejores pautas sobre cómo es vivir con diabetes.

Existen muchas ideas sobre la diabetes y su tratamiento, la mayoría de las veces son ideas erróneas. También existen muchos productos no regulados que se venden como "la cura definitiva" para la diabetes. Esto es muy peligroso, si los pacientes dejan de seguir el tratamiento corren el riesgo de empeorar su situación y la diabetes puede ser mortal.

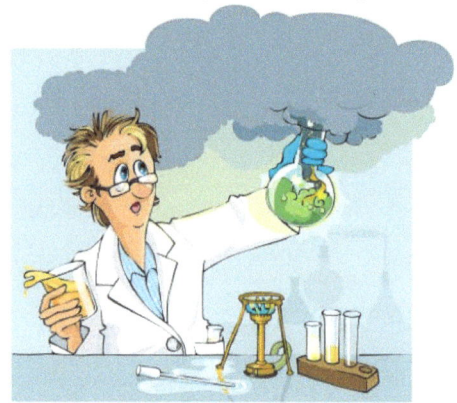

Una enfermedad sin cura
Una de las primeras cosas que afectan a un paciente y su familia es el hecho de saber que la diabetes no tiene cura, el paciente tendrá que vivir con su enfermedad para siempre y eso significa modificar varios aspectos de su estilo de vida.

La diabetes es una enfermedad muy común que se ha desarrollado de manera acelerada en las últimas décadas. Es muy probable que usted conozca a alguien, familiar o amigo que ha sido diagnosticado con diabetes. Lo más curioso es que además es posible que por cada persona que usted conoce con diabetes, existe alguién más que la padece pero no ha sido diagnosticado.

De vuelta a la escuela
Vamos a repasar algunos conceptos que seguro ya estudiaste en tus años escolares, de las clases de biología recordarás que el cuerpo humano está compuesto por una enorme cantidad de células, unas 37,2 billones de células (Bianconi, 2013).
Las células se unen para formar tejidos, por ejemplo el tejido muscular para formar músculos, el tejido óseo para formar huesos y así por el estilo. Los tejidos suelen formar órganos como el corazón o el cerebro y varios órganos a su vez, trabajan en conjunto dentro de un sistema. Para hablar de diabetes necesitas conocer cómo funcionan dos sistemas: el sistema digestivo y el sistema endócrino.

El sistema digestivo

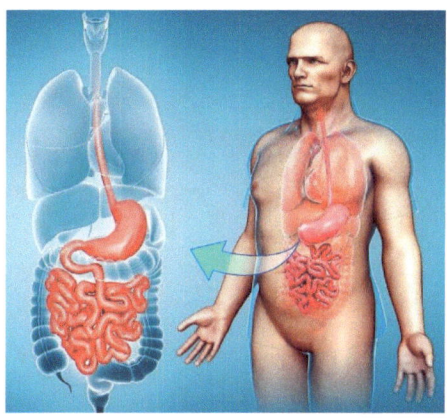

Como ya sabrás, el sistema digestivo está formado por la boca, faringe, esófago, estómago y los intestinos. Como su nombre indica, se ocupa de la digestión es decir, de transformar el alimento en sustancias más sencillas para que puedan ser absorbidas por y transportadas por la sangre.

Básicamente, necesitamos comer para alimentar a los billones de células que nos componen. El alimento que es procesado por nuestro sistema digestivo es de diferente tipo, principalmente hablamos de: carbohidratos, lípidos, vitaminas, minerales y proteínas. Todas estas sustancias ayudan a nuestro organismo a funcionar adecuadamente, algunos aportan directamente energía como los carbohidratos, otros tienen una función primordial en la formación de músculo como la proteína y una alimentación saludable debe incluir todos esta estas sustancias en cantidades apropiadas.

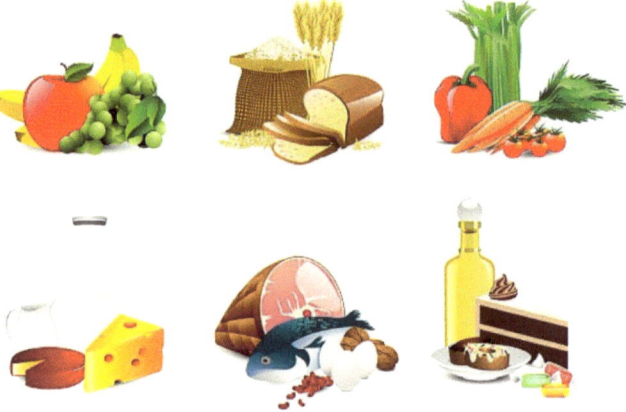

El alimento es procesado por el sistema digestivo, se muele en los dientes, se disuelve en ácidos dentro del estómago y sufre una serie de procesos para poder ser enviado al torrente sanguíneo. El resto de sustancias es desechado por el mismo sistema digestivo.

¿Cómo se alimentan las células?

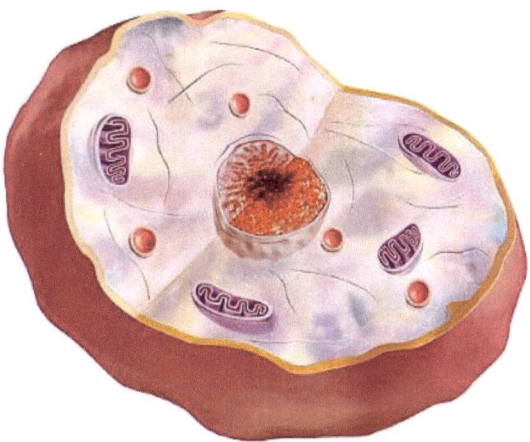

Existen todo tipo de células pero vamos a imaginar a la célula típica como un globo de tamaño microscópico que en su superficie tiene una cantidad de poros a través de los cuales los nutrientes ingresan para ser consumidos por la célula, esto se conoce como "mecanismo metabólico" y mediante estos mecanismos metabólicos; convierten a las moléculas de glucosa principalmente en energía para el funcionamiento de tejidos, órganos y sistemas.

El Sistema endócrino
Otro sistema muy importante para conocer sobre la diabetes es el sistema endócrino que se encarga de una enorme cantidad de funciones que sirven para regular funciones en el cuerpo humano, el sistema endócrino es el responsable de producir hormonas, mensajeros químicos que entregan órdenes por todo el organismo, las hormonas lo controlan todo en el cuerpo humano.

Un conocimiento más profundo del sistema endócrino no está dentro de los objetivos de este libro*, pero para entender la diabetes es necesario conocer acerca de una glándula muy importante que recibe el nombre de páncreas.

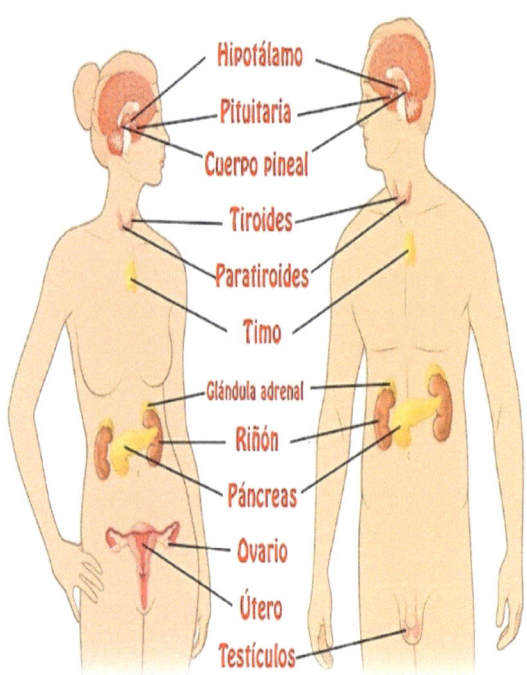

*Nota de la Editorial: Para conocer sobre el sistema endócrino recomendamos el libro: "El fascinante mundo de las hormonas", de la misma editorial.

El **páncreas**

El páncreas se ubica en el abdomen, detrás del estómago y delante de la columna vertebral. Es una glándula con doble función ya que forma parte del sistema digestivo y también del sistema endócrino. Por un lado produce sustancias para la digestión de alimentos en el sistema digestivo (páncreas exocrino) y además produce otras moléculas capaces de viajar por el torrente sanguíneo y producir efectos en otros órganos.

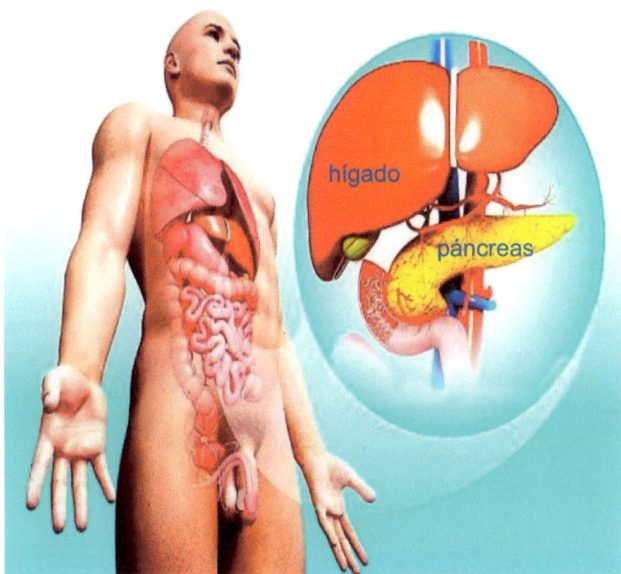

El páncreas endocrino produce tres tipos de hormonas que pasan a la sangre: la insulina, el glucagón y la somatostatina. Las tres están relacionadas entre sí y deben estar en equilibrio para mantener niveles correctos de azúcar en sangre.

Cómo funciona la regulación del azúcar en la sangre
Veamos un ejemplo para entenderlo mejor: cuando usted come carbohidratos, estos se transforman en glucosa para dar energía al organismo, la energía es muy importante para todo ser vivo, nos ayuda a mantener el calor corporal o realizar actividad física. Luego de la digestión la glucosa es transportada por la sangre a todas las células que la necesitan, pero no es cosa de llegar y entrar a la célula, la glucosa necesita de una llave de acceso, una hormona llamada insulina.

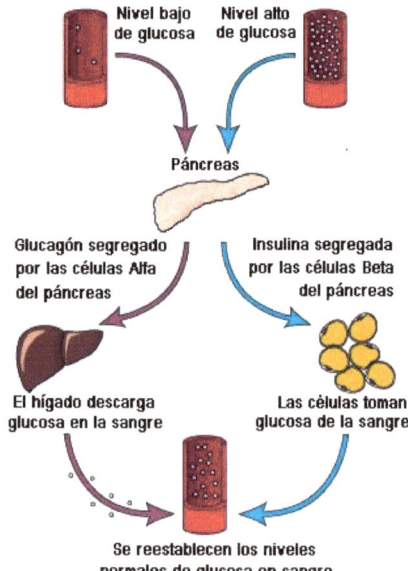

El páncreas, al ver un nivel alto de glucosa en la sangre empieza a producir insulina para que pueda ayudar a la glucosa en su ingreso a la célula.

Otro órgano muy importante que debe conocer para entender la diabetes es el hígado, el hígado se encarga de limpiar de toxinas nuestra sangre y se trata de un órgano de increíbles capacidades, quizá habrá leído por ahí que se regenera a si mismo por ejemplo, pues bien, un paciente con diabetes debe prestar mucha atención y cuidados a su hígado. En condiciones normales el hígado se encarga de almacenar insulina y liberarla cuando en el torrente sanguíneo no hay una cantidad suficiente.

¿Y si el nivel de glucosa en sangre es muy bajo?
Entonces el páncreas secreta glucagón, una hormona que le dice al hígado que libere glucosa directamente a la sangre y de este modo mantener siempre un equilibrio en los niveles de glucosa.

Por otro lado, la somatostatina regula la acción de distintas hormonas, por ejemplo, es la encargada de inhibir la secreción de insulina en el páncreas.

¿Qué ocurre con la diabetes?
La diabetes se produce cuando este proceso de regulación de la glucosa no se realiza de forma eficiente, el cuerpo deja de recibir glucosa en cantidades necesarias y el organismo enferma.

Tipos de Diabetes
Los principales tipos de diabetes son tipo 1, tipo 2 y la diabetes gestacional. Además existen otros tipos de diabetes específicos como por ejemplo síndromes de diabetes monogénica (la diabetes neonatal y el MODY); afectaciones del pàncreas endócrino que afectan al páncreas exocrino (pancreatitis y fibrosis cística); y diabetes inducida por drogas (glucocorticoides, etc.).

Ya sabemos que el páncreas produce insulina, más específicamente son unas células del páncreas conocidas como células beta. La diabetes tipo 1 se produce cuando las células beta son destruidas, el sistema de defensas de nuestro cuerpo se confunde y ataca a sus propias células, por ejemplo a las células beta.

En el caso de la diabetes mellitus tipo 2 (DM2) las células beta no alcanzan a producir toda la insulina necesaria y así se produce la enfermedad, otro fenómeno en la DM2 es que el proceso de ingresar glucosa a la célula no es el adecuado.

Diabetes gestacional

Se desarrolla sólo durante el embarazo, por lo general, la diabetes gestacional se diagnostica durante la última etapa del embarazo, de la semana 24 a 28 de gestación. Sin embargo puede haber mujeres que inician la gestación con diabetes sin ser diagnosticada previamente.

La diabetes gestacional afecta a algunas mujeres durante el embarazo. La mayoría de las veces, este tipo de diabetes desaparece después del nacimiento del bebé. Sin embargo, cuando una mujer ha tenido diabetes gestacional, tienen más probabilidad de sufrir de diabetes tipo 2 más adelante en la vida. A veces, la diabetes que se diagnostica durante el embarazo es en realidad diabetes tipo 2.

Como hemos visto, la diabetes es una enfermedad endocrina que se presenta porque el sistema de regulación de la glucosa en la sangre no es el adecuado, en el siguiente capítulo vamos a analizar el impacto de la diabetes en el Ecuador y en el mundo.

BIBLIOGRAFÍA

Bianconi, E., Piovesan, A., Facchin, F., Beraudi, A., Casadei, R., Frabetti, F., ... & Perez-Amodio, S. (2013). An estimation of the number of cells in the human body. *Annals of human biology*, *40*(6), 463-471.

Thibodeau, G. A. P., Thibodeau, K. T. G. A., & Patton, K. T. (1995). Anatomía y fisiología. Mosby-Doyma Libros,.

Martin, D. W., Harold, A., Mayes, P. A. R., Víctor, W. D. W., Peter, A. M., & Victor, W. R. (1982). Bioquímica de Harper/Harperâs biochemistry (No. 577.1). El Manual Moderno,.

Conget, I. (2002). Diagnóstico, clasificación y patogenia de la diabetes mellitus. Revista Española de cardiología, 55(5), 528-535.

García, C. G. (2008). Diabetes mellitus gestacional. Medicina interna de México, 24(2).

Ríos, M. S., & Grupo de Trabajo Resistencia a la insulina de la Sociedad Española de Diabetes. (2002). Resistencia a la insulina y su implicación en múltiples factores de riesgo asociados a diabetes tipo 2. Medicina Clínica, 119(12), 458-463.

Reyes, J. A. O., & Plancarte, A. A. (2008). Bases moleculares de las acciones de la insulina. Revista de Educación Bioquímica, 27(1), 9-18.

2
Epidemiología de la Diabetes

LICENCIADA MAYRENE MABEL CHÁVEZ MERA

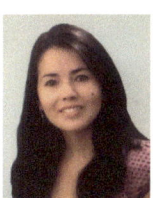

Licenciada en Enfermería de la Universidad Central del Ecuador, Facultad de Ciencias Médicas. Escuela Nacional de Enfermería 2010. Experiencia adquirida en áreas de hospitalización quirúrgica, centro quirúrgico y área crítica en el Hospital Carlos Andrade Marín 2010. Especialidad de Enfermería en Medicina Crítica UCE, Instituto Superior de Posgrado 2011. Ganadora de Concurso de Méritos y Oposición en el Hospital San Francisco de Quito en el 2011. Actualmente trabaja en el Área de Emergencia de ésta unidad de salud, 2018.

DEDICATORIA

Primeramente a mi Dios quien permite contar con el recurso material y humano. A mi padre por ser mi motivación en la vida. A los organizadores de este bello proyecto que permite una nueva experiencia en nuestra vida. A mi Novio y compañero Luis Toapanta. por su apoyo incondicional.

¿Qué es epidemiología?

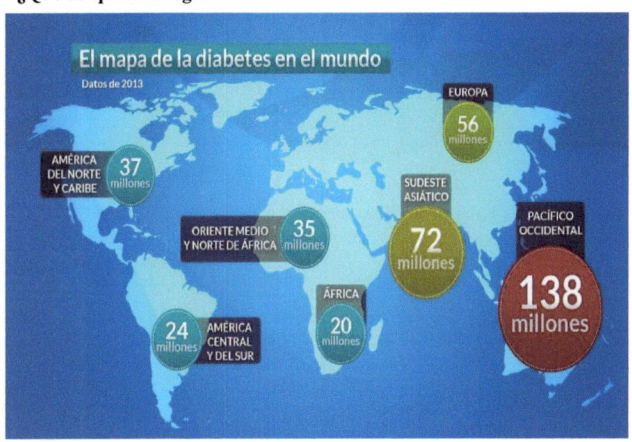

Vamos a empezar este capítulo sobre la epidemiología de la diabetes explicando algunos conceptos sobre esta ciencia que une biología, medicina y estadística. Es momento de conocer cómo actúa la diabetes en el mundo, cómo se distribuye y responder algunas preguntas sobre esta enfermedad. Como por ejemplo: ¿qué tanto ha crecido en los últimos años?, ¿por qué es tan común ahora?, ¿En Ecuador hay muchas personas viviendo con diabetes?.

La epidemiología estudia el comportamiento de las enfermedades sobre las poblaciones.

Quizá vio alguna película donde un virus es el enemigo principal y está familiarizado con el término "paciente cero". El cine ha echado mano a la idea de ataques con virus y bacterias asesinas muchas veces. La película del año 1995, Epidemia, con Dustin Hoffman es un ejemplo de cómo los epidemiólogos deben enfrentarse a una enfermedad mortal que se distribuye rápidamente entre la población.

La epidemiología se encarga del estudio de la salud y la enfermedad en las poblaciones, analizando sus causas (etiología) y proyectando su desarrollo y las políticas públicas para mejorar la salud de esa población.

La diabetes no es una enfermedad infecciosa por lo que no puedes contagiarte de diabetes, pero si es crónica y no tiene cura. El estudio epidemiológico de la diabetes nos permite conocer muchos datos sobre la enfermedad y su desarrollo y de esta forma entender cómo prevenirla y hacer conciencia sobre lo seria que es esta enfermedad.

Veamos algunos conceptos básicos que nos van a ayudar a entender la información epidemiológica:

Morbilidad Es la proporción de personas que enferman. Por ejemplo: de acuerdo a cifras de la Organización Panamericana de la Salud (OPS), tenemos este dato de morbilidad en Ecuador: "1 de cada 10 ecuatorianos entre los 50 y 59 años padece de diabetes".

Prevalencia Es el número de casos nuevos y viejos, presentes de una enfermedad en un período de tiempo y en un lugar específico. Se mide en porcentaje.
Por ejemplo: Según Lucy Baldeón, directora del Centro de Biomedicina de la Universidad Central del Ecuador (UCE). "el país [Ecuador] tiene una prevalencia del 10% de incidencia y si comparamos con otros países vecinos es un índice muy alto. Perú tiene el 7 por ciento y Brasil entre 11 y 12 por ciento" (Baldeón, 2016).

Incidencia Es el número de casos nuevos en un período de tiempo y en un lugar específico. Se mide en número de pacientes.
Por ejemplo: Según la American Diabetes Association: Entre el 2011 y el 2012, se estimaba que la incidencia anual de la diabetes diagnosticada en los jóvenes era de 17,900 con diabetes tipo 1 y 5,300 con diabetes tipo 2. (ADA, 2017).

De acuerdo con un informe de la ADA (American Diabetes Association) cada 21 segundos una persona es diagnosticada con diabetes en Estados Unidos.

Mortalidad Son el número de personas que mueren causa de una enfermedad, se puede medir en porcentaje o en número de pacientes. Cada 6 segundos muere una persona por diabetes a nivel mundial.

Una enfermedad que va en aumento
La diabetes es un problema de salud grave y de rápido crecimiento en la mayoría de los países del mundo, ricos y pobres. En este capítulo obtendrá información sobre la epidemiología de la diabetes.

La diabetes está afectando a más de 400 millones de personas en todo el mundo (OMS, 2016. p.2), y el número de pacientes sigue aumentando de manera dramática. Aproximadamente uno de cada once adultos en todo el mundo sufre de diabetes, y la mitad de ellos aún no son diagnosticados.

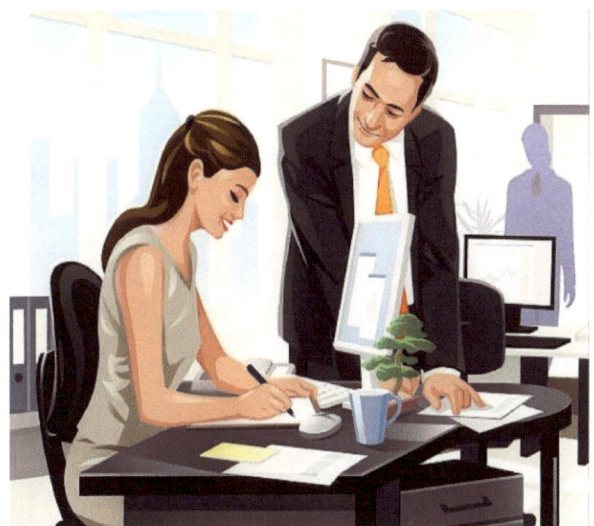

"Ambos tienen diabetes pero uno de ellos no lo sabe"

Además de lo complejo que significa vivir con diabetes, la diabetes se asocia con altas tasas de morbilidad y mortalidad y representa una gran parte de los gastos de salud pública.

De acuerdo con el Informe Mundial sobre la Diabetes llevado a cabo por la OMS (Organización Mundial de la Salud), **se ha duplicado el número** de diabéticos entre los años 1980 y 2014. (Ibid, p. 2).

Además de lo complejo que significa vivir con diabetes, la diabetes se asocia con altas tasas de morbilidad y mortalidad y representa una gran parte de los gastos de salud pública.

De acuerdo con el Informe Mundial sobre la Diabetes llevado a cabo por la OMS (Organización Mundial de la Salud), **se ha duplicado el número** de diabéticos entre los años 1980 y 2014. (Ibid, p. 2).

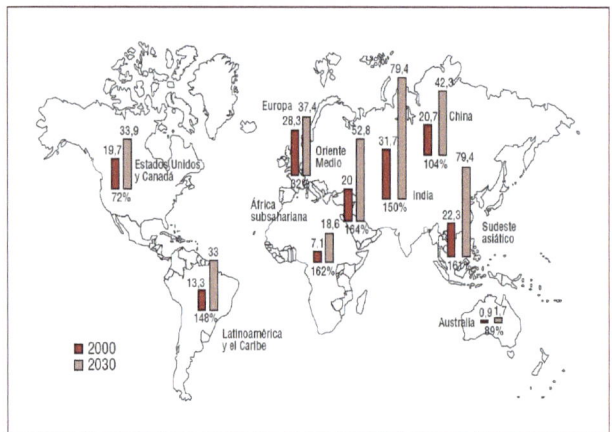

Y se hace evidente que cada vez que hablamos con amigos y colegas nos damos cuenta que antes hablar de diabetes era algo poco común y hoy hasta los niños la padecen. Surge entonces una pregunta:

¿Por qué tenemos este aumento de diabetes?
No hay duda de que los cambios en el estilo de vida son los responsables: Existen en el mundo unos 800 millones de personas que padecen hambre crónica, pero al mismo tiempo hay países en los que más del 70% de la población adulta está aquejada de obesidad o sobrepeso (Chan, 2016).

Sin embargo, el desarrollo de la diabetes parece que también obedece a factores genéticos.

¿Cómo se distribuye la diabetes?
Existen muchas formas de organizar la diabetes, por ejemplo:

Por el tipo de diabetes
Como ya vimos en el primer capítulo, existen básicamente dos tipos de diabetes. En la mayoría de las poblaciones, el 90% de todas las personas con diabetes tienen diabetes tipo 2, y del restante, la mayoría tienen el tipo 1. Aunque la diabetes gestacional también es bastante frecuente, que en realidad no cuenta en el entorno, ya que se limita a la meses del embarazo. Otros tipos de diabetes son muy raros.

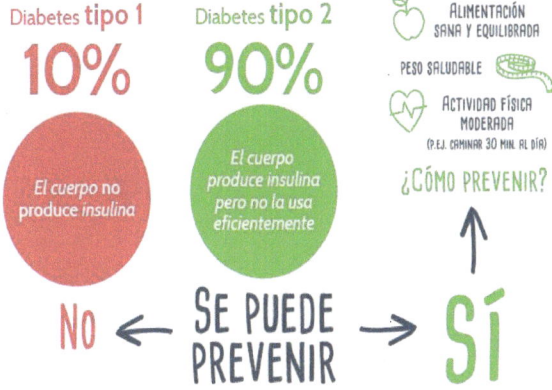

Diabetes Gestacional

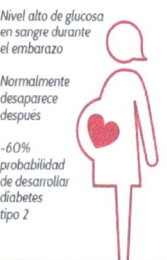

Nivel alto de glucosa en sangre durante el embarazo

Normalmente desaparece después

~60% probabilidad de desarrollar diabetes tipo 2

El desalentador panorama sudamericano
La IDF (International Diabetes Federation) o federación Internacional de Diabetes por sus siglas en inglés ofrece información epidemiológica de la diabetes de forma actualizada. Al momento de escribir este capítulo se encuentra en su séptima versión el Atlas de la Diabetes. La IDF estima que **para el año 2040, el número de personas con diabetes aumentará en un 65% en centro y sudamérica**.
Usted puede acceder a los últimos datos desde su sitio web http://www.diabetesatlas.org/

Según la Organización Mundial de la Salud, la diabetes es una de las 10 enfermedades más mortales en el mundo (elmundo.es, 27-8-2013.).

¿Y qué ocurre en el Ecuador?
El panorama no es para nada alentador, de hecho en el territorio ecuatoriano, la diabetes tipo 2 fue la primera causa de mortalidad en el

año 2013 (Cordero, et al, 2017). Lo que nos pone en mala posición respecto a la diabetes. El problema es que estamos en pleno año 2017 y la Diabetes tipo 2 es aún la segunda causa de muerte en mujeres en el Ecuador (Ramírez, Maldonado, Fabre, 2017).

Diabetes y el lugar donde usted vive
También nos interesa saber si la diabetes tiene más prevalencia en la ciudad o en el campo, vemos que las poblaciones urbanas tienen tasas de prevalencia dos veces mayores que las rurales. (Navarrete B, 2012). Por lo menos esto se desprende de un estudio realizado en la región del Biobío en Chile. Dato que también corrobora el Atlas de Diabetes.
Esto nos permite suponer que vivir en el campo es mucho más saludable desde un punto de vista de esta epidemia lo que se puede explicar por el tipo de alimentación en estos distintas lugares.

Diabetes y distribución por género
En general la diabetes afecta a ambos sexos por igual, existe poca diferencia entre hombres y mujeres siendo en el mundo unos 15,6 millones más de hombres que de mujeres que padecen de diabetes.

Diabetes y mortalidad
En 2015 en Centro y Sudamérica murieron unas 247.500 personas a consecuencia de la diabetes. El 42,7% de estas muertes ocurrieron en personas menores de 60 años.

El gasto de la diabetes en la región
El gasto sanitario por diabetes en la región fue estimado entre USD 34.600 millones y USD 59.900 millones, que representa el 5,0% del total de dinero que se gasta en diabetes a nivel mundial.
El gasto promedio por persona con diabetes en la región oscila entre USD 1.169 y 2.027. Representando un 12% del total de dinero gastado en salud.

¿Cuántos millones de personas tienen diabetes en Centro y Sudamérica?
Se calcula que unos 29,6 millones en el 2015 y serán unos 48,8 millones para el 2040.
Gracias a estos datos podemos identificar los llamados factores de riesgo

que pueden ser utilizados para identificar a los individuos con mayor riesgo de desarrollo de diabetes en el futuro.

Prevalencia de diabetes (20 - 79 años)

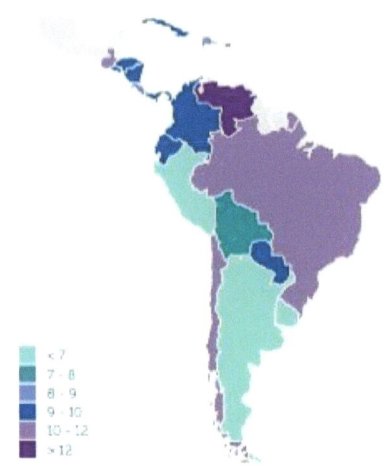

Un factor de riesgo es una característica del individuo, ya sea permanente o transitoria. También puede ser una causa o simplemente un indicador de una causa (OMS).

¿Cuáles son los factores de riesgo más importantes?
Vamos a ver lo que la Federación Internacional de Diabetes lista como los factores de riesgo más importantes:
- Antecedentes familiares de diabetes.
- Sobrepeso.
- Dieta poco saludable.
- Falta de actividad física.
- La edad.

- Presión arterial alta.
- Origen étnico. (asiáticos son los de mayor riesgo)
- Intolerancia a la glucosa.
- Antecedentes de diabetes gestacional, y
- Mala nutrición durante el embarazo.

Políticas de Salud Pública en la lucha contra la diabetes
Existen diversas recomendaciones para que los gobiernos locales desarrollen políticas que permitan prevenir y hacer frente a la diabetes. Desde programas de información a la población, impuestos a los alimentos altos en azúcar, programas de nutrición que limiten el consumo de azúcar, grasas y sal, hasta políticas que aseguren el acceso a la insulina y otras medicinas a todos los pacientes.

La FID apoya el objetivo de la OMS sobre el 80% de acceso a medicamentos esenciales de la diabetes para el 2025.

Día Mundial de la Diabetes (DMD)
El Día Mundial de la Diabetes tiene lugar cada año el 14 de noviembre. Fue establecido en 1991 por la FID y la OMS en respuesta a la preocupación creciente en la escalada de la amenaza sobre la salud que representaba la diabetes. El Día Mundial de la Diabetes se convirtió en un día oficial de Naciones Unidas en 2006, con la aprobación de la Resolución de Naciones Unidas 61/225.

Pero más allá de las necesarias políticas públicas es mucho lo que podemos hacer como individuos para prevenir la diabetes antes de que esta aparezca. Prácticas tan sencillas como una dieta sana, hacer deporte de forma regular y un adecuado descanso le permiten evitar desarrollar esta enfermedad.

BIBLIOGRAFÍA

WORLD HEALTH ORGANIZATION (WHO). (2016). Informe Mundial sobre la Diabetes. Resumen de Orientación. World Report on Diabetes. Executive summary.

Chan, Margaret Obesidad y diabetes, una plaga lenta pero devastadora: discurso inaugural de la Directora General en la 47ª reunión de la Academia Nacional de Medicina, WORLD HEALTH ORGANIZATION (WHO). (2016).

Cf. Europa Press, «La diabetes entra en el 'top ten' de las principales causas de muerte en el mundo», elmundo.es, 27-8-2013.

Cordero, L. C. A., Vásquez, M. A., Cordero, G., Álvarez, R., Añez, R., Rojas, J., & Bermúdez, V. (2017). Prevalencia de la diabetes mellitus tipo 2 y sus factores de riesgo en individuos adultos de la ciudad de Cuenca-Ecuador. Avances en Biomedicina, 6(1), 10-21.

Ramírez-Amaya, J. E., Maldonado-Álava, P. L., Fabre-Parrales, A. M., & Julio, J. (2017). Relación entre Obesidad y Diabetes Mellitus tipo II en Ecuador. Polo del Conocimiento, 2(6), 1154-1163.

Coello, C (2016), Ecuador tiene 10% de prevalencia de diabetes mellitus II, Revista Redacción Médica, Lunes, 14 de noviembre de 2016, a las 07:54.
http://www.redaccionmedica.ec/secciones/salud-publica/ecuador-tiene-10-de-prevalencia-de-diabetes-mellitus-89013.

Restrepo, G, González J, (2010). Texto Básico de Biometría, (pp 27-45).

Navarrete B, Claudia, & Cartes-Velásquez, Ricardo. (2012). Prevalencia de diabetes tipo 2 y obesidad en comunidades Pehuenches, Alto Biobio. Revista chilena de nutrición, 39(3), 7-10.

Del Valle, M. (2009). Epidemiología de la diabetes. In XIX Congreso Latinoamericano de Patología Clínica/ML. La Habana: ALAPAC (pp. 1-54).

BIBLIOGRAFÍA

Altamirano, L. M. (2001). Epidemiología y diabetes. Rev Fac Med UNAM, 44(1), 35-37.

de Diabetes, A. L. (2000). Epidemiología de la diabetes mellitus en Latinoamérica. Guías Alad de diagnóstico, control y tratamiento de la diabetes mellitus tipo, 2, 116-119.

Carrasco, E., Pérez-Bravo, F., Larenas, G., & García de los Ríos, M. (2003). Epidemiología de la diabetes mellitus. Diabetes Mellitus, 2.

Soriano Perera, P., & de Pablos Velasco, P. (2007). Epidemiología de la diabetes mellitus. Endocrinología y Nutrición, 54(Supl. 3), 2-7.

Calvín, J. R., Gaviria, A. Z., & Ríos, M. M. (2015). Prevalencia de la depresión en la diabetes mellitus tipo 2. Revista clinica espanola, 215(3), 156-164.

3
Obesidad y prevención

LCDA EVELYN TIRADO

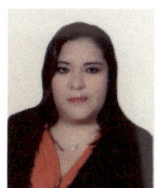

Licenciada en Enfermería de la Universidad Central del Ecuador, Facultad de Ciencias Médicas, Escuela Nacional de Enfermería en el año 2009 Enfermera operativa en el Área de Emergencia, Unidad de Terapia Intensiva de Cardiotorácica del Hospital Carlos Andrade Marín en el año 2010-2011. Ganadora de Concurso de Méritos y Oposición en el Hospital San Francisco de Quito en el 2011. Jefe encargada del área de Medicina Interna en el año 2013 Actualmente trabaja en la Unidad de Neonatología de esta unidad de salud 2017.

DEDICATORIA

Este libro va dedicado primero a Dios quien siempre guía mi camino en cada paso que doy. A mi amada hija Karina por ser mi fuente de motivación e inspiración para poder superarme cada día más y así poder luchar para que la vida nos depare un futuro mejor. A mi familia quienes con sus palabras de aliento no me dejan decaer seguir adelante y ser perseverante para cumplir mis metas. A todas las personas que pusieron un granito de arena para el proyecto del libro mil gracias.

Sobrepeso y obesidad

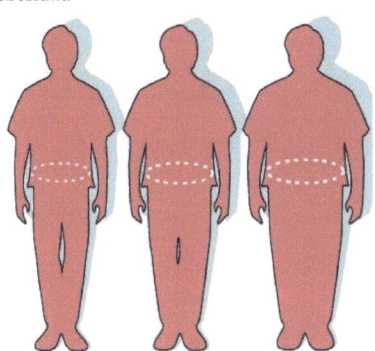

Siluetas representando saludable, sobrepeso, y obeso.

Un factor de riesgo importante en la diabetes mellitus tipo 2 DM2 es el sobrepeso y la obesidad; para la prevención sin duda es llevar una dieta sana y mantenerse activo. ¿Cómo se establece el sobrepeso, la obesidad y la obesidad mórbida?, este es uno de los tópicos que vamos a desarrollar en el presente capítulo.

La obesidad es una enfermedad con una carga social evidente ya que cualquier persona sin necesidad de conocimientos médicos puede hacer un diagnóstico de obesidad, pero veamos la definición: Es una enfermedad crónica tratable que aparece cuando existe "acumulación anormal o excesiva de grasa que puede ser perjudicial para la salud" (OMS,2016).

El paciente con obesidad está sometido a una gran carga social e incluso laboral porque cualquier persona se lo diagnostica y todo el tiempo se lo está recordando, a nivel de crecimiento de esta enfermedad ya se habla de la obesidad como una verdadera pandemia con una prevalencia de hasta un 30% en USA y más del 35% en Arabia Saudita (Restrepo, 2014).
La Encuesta Nacional de Salud (Ensanut 2014) cuantifica que 6 de cada 10 adultos ecuatorianos tienen sobrepeso u obesidad

Según datos obtenidos de la Organización Mundial de la Salud (OMS,2014)
Desde 1980 al 2014, la obesidad se ha más que doblado en todo el mundo. En 2014, más de 1900 millones de adultos de 18 o más años tenían sobrepeso, de los cuales, más de 600 millones eran obesos. En todo el mundo, el número de lactantes y niños pequeños (de 0 a 5 años) que padecen sobrepeso u obesidad aumentó de 32 millones en 1990 a 42 millones en 2013.

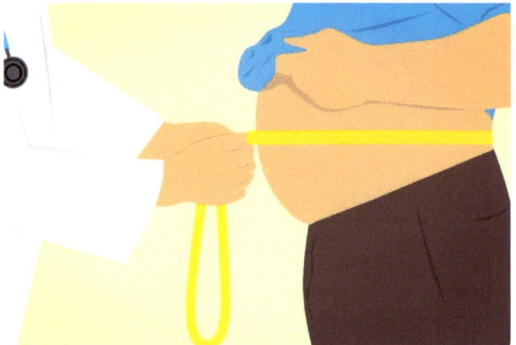

Una cintura con sobrepeso es fácil de identificar

¿Como saber si tengo obesidad o sobrepeso?
Podemos saber realizando el cálculo del índice de masa corporal (IMC) que es uno de los métodos más efectivos y utilizados para calcular el peso ideal. Con una calculadora, traduce la altura a metros cuadrados. Si mides 1,65 m multiplícalo por sí mismo, resultaría 2,72. Ahora divide tu peso por la cantidad anterior.
Por ejemplo, si peso 52 Kg., sería: 52/ 2,79 = 19,11 Esta cifra resultante sería el IMC

En el caso de los adultos, la OMS define el sobrepeso y la obesidad como se indica a continuación:
- sobrepeso: IMC igual o superior a 25.

- obesidad: IMC igual o superior a 30.
- obesidad mórbida: IMC igual o superior a 40

Es evidente que la obesidad es la puerta de entrada a diversas enfermedades además de la diabetes, algunos ejemplos que podemos citar son: Cardiovasculares, Arteriosclerosis, alteraciones metabólicas, problemas respiratorios, osteoarticulares, digestivos, renales, cutáneos, gestacionales, gonadales, sexuales, neurológicos, hematológicos, quirúrgicos y anestésicos, problemas oncológicos, psicológicos, sociales, mortalidad e inclusive probabilidades de suicidio.

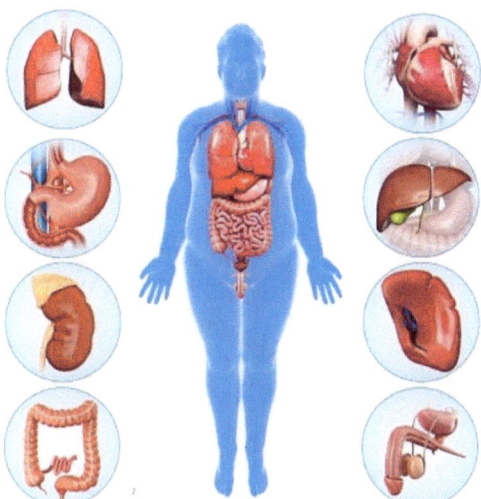

La obesidad causa problemas de salud serios

Sin duda, es un problema serio que no tiene una solución simple. Un problema de salud en la que gobiernos e instituciones de todo el mundo se unen para combatir. La fórmula de la buena salud y el alejarse de la obesidad parece ser simple: dieta saludable y ejercicio. Pero ¿por qué cuesta tanto mantener niveles de peso adecuado?

Una cuestión de contextura

Clasificar a los individuos por su estructura o morfología es algo que se viene estudiando desde hace años. Es común que digamos que cierta persona es "de contextur gruesa" por lo que desde pequeño fue rollizo y le cuesta bajar de peso. ¿Conoce personas que comen de todo y o engordan?, estos somatotipos o relaciones entre el peso y el metabolismo han sido definidos por investigadores, clasificándolos en siete niveles de contextura.

Desde un análisis más simple podemos decir que existen tres somatotipos definidos por Sheldon en los años 40 y corregidos en años posteriores por otros autores, se definen tres tipos de personas:

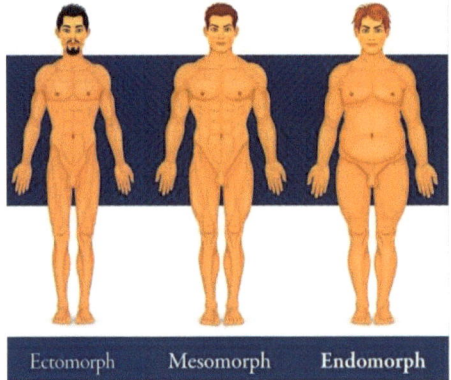

Ectomorfos: personas delgadas con poca masa muscular, son personas que suelen mantener un peso bajo y les cuesta subir de peso.

Mesomorfos: Personas que de alguna manera se ha ganado la lotería genética, suelen mantener buenos niveles de peso y les resulta relativamente fácil tonificar los músculos con algo de ejercicio.

Endomorfos: Del otro lado del espectro tenemos a los endomorfos que suelen ser los grandes ahorradores energéticos ya que tienen facilidad para acumular grasa. Es una habilidad muy necesaria en tiempos de escasez y para personas que viven en climas con las cuatro estaciones.

¿Cómo establecer una dieta equilibrada y el ejercicio adecuado?
En general se puede recurrir a las recomendaciones de la Organización Mundial de la Salud (OMS) y si usted tiene problemas para mantener su metabolismo en los niveles correctos la ayuda de un profesional en nutrición es más que aconsejable.

Sobre el ejercicio
La recomendación mínima es practicar actividad física durante al menos 60 minutos tres veces a la semana. Usted y su familia pueden obtener grandes beneficios si lo hace todos los días. Algunos tips generales incluyen, pero no se limitan a:

- Usar las escaleras cada vez que se aposible en lugar del ascensor.
- Dar pequeños paseos por el parque.
- Realizar más tareas domésticas como complemento a sus ejercicios.
- Elige algún deporte que le guste o le interese aprender y practícalo con amigos y familiares.
- Las salidas con amigos no tienen que ser siempre a farrear, una mañana deportiva de domingo, ir en grupo al gimnasio un par de noches a la semana también cuenta como una actividad para socializar.
- Si su trabajo es en la oficina, tome breves descansos para levantarse de su silla y estar de pie durante unos minutos, ofrece a tus ojos un descanso del monitor del computador y permite moverse.
- La clave de un buen estado de salud es precisamente, mantenerse en movimiento, más aún si su contexto física es la de un endomorfo, usted debe priorizar la actividad física todos los días.
- Una doble actividad que te va a traer enormes beneficios es el cultivar tus propios vegetales, no necesitas un terreno o una hacienda, con usar algunas macetas en el departamento y plantar

algunas zanahorias, lechugas o brócolis ya se puede empezar a dedicar un tiempo a crear una conciencia de nutrición saludable y alejarse de las tensiones. Toma nota de los múltiples vegetales comestibles que se pueden consumir.

Atención a los alimentos procesados

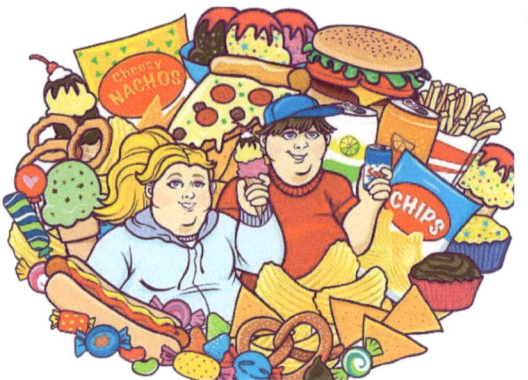

Todos sabemos que los alimentos procesados guardan relación con la obesidad y esta verdadera pandemia que preocupa a instituciones de salud y gobiernos. La Organización Panamericana de la Salud ha creado una clasificación de los alimentos procesados para saber cuales son los que debemos evitar.

En principio todo alimento es procesado, desde tomar una manzana del árbol y lavarla para el consumo ya esa manzana ha sufrido un proceso mínimo, entonces vamos a definir los tres grupos de alimentos según su nivel de procesamiento.

Alimentos del grupo 1
Son alimentos naturales mínimamente procesados, es decir, si cortamos, pelamos, lavamos un alimento entonces pertenece al grupo 1.

Para tenerlo más claro veamos lo que dice la OPS: "*Estos procesos incluyen: limpiar, lavar, pasteurizar, descascarar, descamar, pelar, deshuesar, rebanar, filetear, secar, descremar, esterilizar, refrigerar, congelar, sellar, envolver y envasar al vacío. La fermentación, obtenida mediante la adición de microorganismos vivientes al alimento, también es un proceso "mínimo" cuando no genera alcohol (caso del yogurt).*" (OPS/OMS).

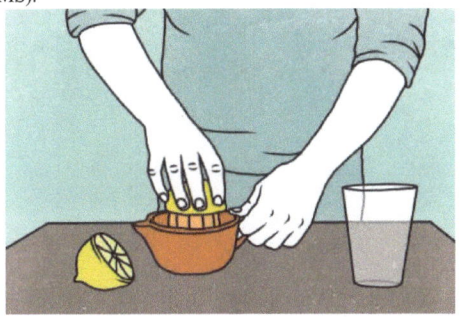

Alimentos del grupo 2.- Si tomamos un alimento del grupo 1 y le añadimos condimentos de origen natural, es decir, sal, azúcar, pimienta, ajos, grasas o aceites estamos frente a un alimento del grupo 2. Son alimentos a los que se les añade algún ingrediente culinario para resaltar su sabor. Los platos con productos orgánicos son parte de este grupo.

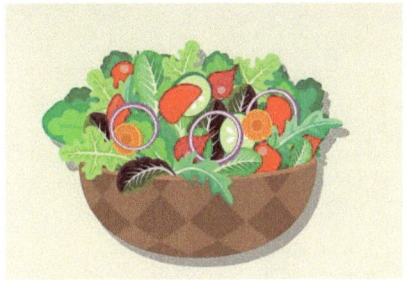

Alimentos del grupo 3.- Aquí ya entramos e terreno peligroso, dividimos a los alimentos del grupo tres en dos tipos:

Comestibles procesados, Alimentos empacados con algún aditivo (sal, azúcar, aceites). Enlatados de todo tipo (duraznos, atún, etc). Los embutidos y los quesos con sal.
Comestibles ultraprocesados, Contiene ingredientes industriales, con poco o ningún componente natural y su valor nutricional es nulo.

Algunos aditivos usados en los alimentos ultra procesados son: conservantes, estabilizantes, emulsionantes, disolventes, aglutinantes, aumentadores de volumen, edulcorantes, resaltadores sensoriales, sabores y colores.

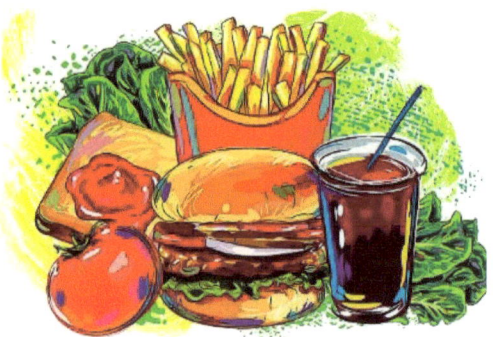

Es importante saber: Los alimentos ultra procesados son los responsables de la mala nutrición de la población, especialmente de nuestros niños, existe un reporte oficial de la Organización Mundial de la Salud (OMS) que señala a estos alimentos como. "motor de la epidemia de obesidad en Latinoamérica" (OPS/OMS, 2015).

Ejemplos de alimentos ultraprocesados:
sopas enlatadas o deshidratadas, sopas y fideos empaquetados

"instantáneos", margarinas, cereales de desayuno, mezclas para pastel, papas fritas, bebidas gaseosas, jugos, galletas, caramelos, mermeladas, salsas, helados, chocolates, fórmulas infantiles, leches para niños pequeños y productos para bebés, barras de "energía", muchos tipos de panes, tortas, postres, pasteles, productos "listos para calentar", y muchos otros tipos de productos de bebidas y "snacks"

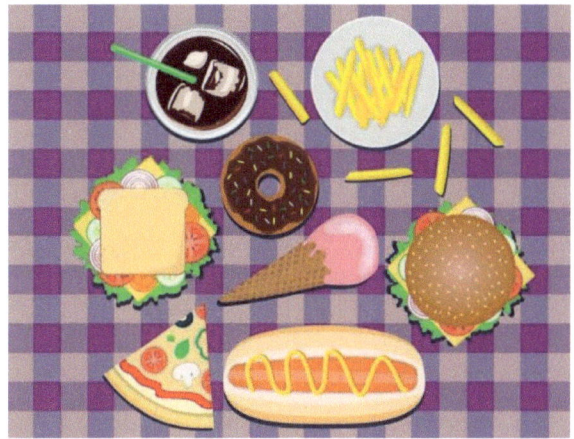

Son productos que se consumen en grandes cantidades por su facilidad de consumo, disponibilidad y bajo precio. Y este es el punto central del problema de la obesidad. No es fácil ni económico preparar alimentos del grupo 2 y llevarlos a la oficina y a la escuela pero prevenir la obesidad significa no solo evitar una serie de enfermedades sino también mejorar la calidad de vida.

BIBLIOGRAFÍA

OMS, Nota Descriptiva No 311 Obesidad y Sobrepeso, noviembre de 2016, Centro de Prensa. Disponible en:
http://www.who.int/mediacentre/factsheets/fs311/es/

Dr. Isaías Balderas Rentería, 2015 , Diabetes, obesidad y síndrome metabólico. Un abordaje multidisciplinario, Editorial El Manual Moderno,

Sheldon, W. H., Stevens, S. S., & Tucker, W. B. (1940). The varieties of human physique.

OPS/OMS Clasificación de los alimentos y sus implicaciones en la salud, Basado en el documento "Una nueva clasificación de los alimentos", de Carlos Monteiro y Geoffrey Cannon, et. al.
Núcleo de Estudios Epidemiológicos en Nutrición y Salud. Escuela de Salud Pública, Universidad de Sao Paulo, Brasil. Sintetizado y modificado por Manuel Peña, Representante de la OPS/OMS, Ecuador. disponible en:
http://www.paho.org/ecu/index.php?option=com_content&view=article&id=1135:clasificacion-alimentos-sus-implicaciones-salud&Itemid=360

Los alimentos ultra procesados son motor de la epidemia de obesidad en América Latina, señala un nuevo reporte de la OPS/OMS, disponible en:
http://www.paho.org/hq/index.php?option=com_content&view=article&id=11180%3Aultra-processed-foods&catid=740%3Apress-releases&Itemid=1926&lang=es

4
Regulación fisiológica de la glucosa

Este capitulo esta muy bien, pero es copiado y pegado de varias fuentes bibliográficas.

Lic. Sara Juna Silva

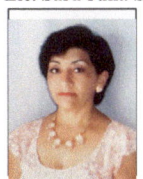

Nacida en Quito, Ecuador. Licenciada en Enfermería de la Universidad Central del Ecuador, Facultad de Ciencias Médicas, Escuela Nacional de Enfermería. Participó en el Proyecto de Investigación "Nutrición Materna, Ganancia de peso y su relación con la Morbi - Mortalidad Neonatal" Universidad San Francisco de Quito de Diciembre 1998 a Marzo 2001. Especialista en Perineonatología, en 2005. Organizadora y expositora de la I y II Jornadas de Enfermería Vozandes en 2008 y 2009. Jefe del Servicio de Consulta Externa y Clínica de Diabetes en el Hospital Vozandes Quito, 2010- 2012. Jefe del Servicio de Emergencia del Hospital San Francisco de Quito en 2016. Docente Universitaria para la Universidad Central, en las áreas de Ginecología, Neonatología y Emergencia. Ganadora del Concurso de Méritos y Oposición en el Hospital Carlos Andrade Marín 2015 - 2016, Hospital San Francisco de Quito 2017. Actualmente trabaja en el área de Neonatología de ésta unidad de salud.

DEDICATORIA

A MI PADRE, quien, con su amor infinito me brindó sus consejos, su ayuda y ha sido mi ejemplo, mi apoyo incondicional y mi mayor motivación. A MIS HIJOS, quienes son mi impulso y mi razón. A MI NIETO, mi alegría y mi paz.

Concentración de glucosa

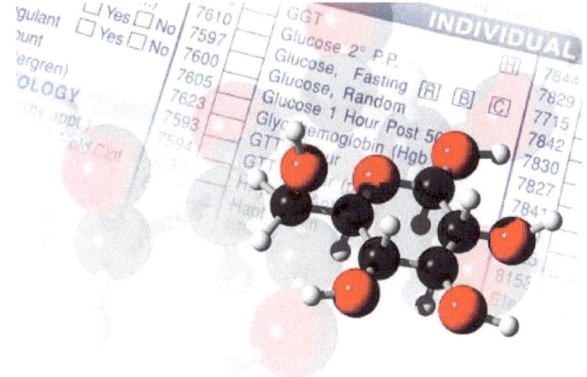

Al igual que un automóvil necesita gasolina para moverse, todos los seres vivos, plantas, animales y hasta el ser humano, requieren de una fuente de energía.

Los nutrientes hacen posible que el organismo tenga energía para sus procesos vitales (nacer, crecer, reproducirse). La principal fuente de energía para el cuerpo humano es la glucosa.

¿Que es la glucosa?

Es un azúcar de seis carbonos $C_6H_{12}O_6$. Si es un azúcar, quizá pienses que necesitas comer muchos dulces para dar energía a tu cuerpo y es un poco lo que pasa cuando tomas una bebida energizante, que es alta en azúcar y por eso, al consumirla, va a darle un golpe de azúcar a tu cerebro, causando, a veces, una sobreestimulación.

Y ya que mencionamos al cerebro, *debemos decir que* este órgano es un gran consumidor de energía. La energía suele medirse en calorías y una persona, como ya se vió en el capítulo anterior, requiere aproximadamente 2600 calorías al día. De esas, tu cerebro va a consumir unas 800. Es bastante para un órgano pequeño, pero de alto consumo. Además, en caso de hambre el cerebro siempre es el primero es recibir nutrientes.

Pero mejor aclaremos de una vez lo que ya debes estar pensando: **no es buena idea llenarse de azúcar en la dieta**. Esto es debido a que cualquier carbohidrato, desde una lechuga, a una porción de papas, se metaboliza en forma de azúcar, por lo tanto, si tienes una dieta que incluye, cereales, verduras y frutas, no le va a faltar glucosa a tu organismo.

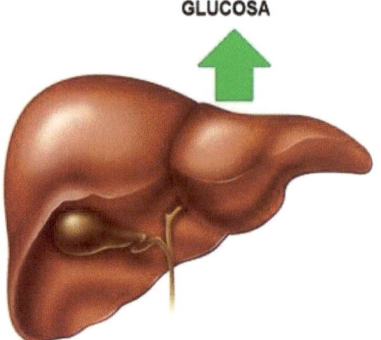

Que pasa cuando no comes lo suficiente
En caso de que en un día no se consuman los suficientes alimentos, tu cuerpo primero usa la glucosa almacenada en el hígado y en los músculos en forma de glucógeno, a este proceso lo llamamos glucogenolisis.

Y cuando tu dieta es normal
Existe una hormona llamada glucagón que ordena al hígado y los músculos a no

REVISADO   hasta esta parte todo super bien

BIBLIOGRAFÍA

5
Incretinas

Nacida en Quito, Ecuador. Licenciada en Enfermería de la Universidad Central del Ecuador, Facultad de Ciencias Médicas, Escuela Nacional de Enfermería. Participó en el Proyecto de Investigación "Nutrición Materna, Ganancia de peso y su relación con la Morbi - Mortalidad Neonatal" Universidad San Francisco de Quito de Diciembre 1998 a Marzo 2001. Especialista en Perineonatología, en 2005. Organizadora y expositora de la I y II Jornadas de Enfermería Vozandes en 2008 y 2009. Jefe del Servicio de Consulta Externa y Clínica de Diabetes en el Hospital Vozandes Quito, 2010- 2012. Jefe del Servicio de Emergencia del Hospital San Francisco de Quito en 2016. Docente Universitaria para la Universidad Central, en las áreas de Ginecología, Neonatología y Emergencia. Ganadora del Concurso de Méritos y Oposición en el Hospital Carlos Andrade Marín 2015 - 2016, Hospital San Francisco de Quito 2017. Actualmente trabaja en el área de Neonatología de ésta unidad de salud.

DEDICATORIA

A MI PADRE, quien, con su amor infinito me brindó sus consejos, su ayuda y ha sido mi ejemplo, mi apoyo incondicional y mi mayor motivación. A MIS HIJOS, quienes son mi impulso y mi razón. A MI NIETO, mi alegría y mi paz.

Cómo vivir con Diabetes -

BIBLIOGRAFÍA

6
Manifestación clínica de Diabetes

LIC. CRISTINA DE LA TORRE

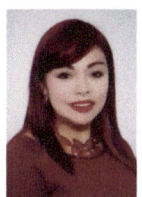

Licenciada en Enfermería de la Universidad Técnica del Norte, de la ciudad de Ibarra, Facultad de Ciencias Médicas, Escuela de Enfermería en el año 2005. Con amplia experiencia en los Servicios de Salud Pública y 2006 a 2010.
Ganadora de Concurso del Hospital San Francisco de Quito. 2011
Actualmente trabaja en el servicio de Medicina Interna del Hospital San Francisco de Quito IESS 2017.

DEDICATORIA

A ti que me has hecho sonreír las mil y una veces, te dedico este libro JULIAN ALESSANDRO, hijo nunca olvides que te amo. La vida está llena de momentos difíciles y de momentos bellos." Aprende de todo lo que puedas y sé el hombre que yo sé que puedes ser." Has llenado de luz mi vida, eres un universo que vino de mí, gracias a ti conocí el amor incondicional, te amo como a nadie"

Síntomas

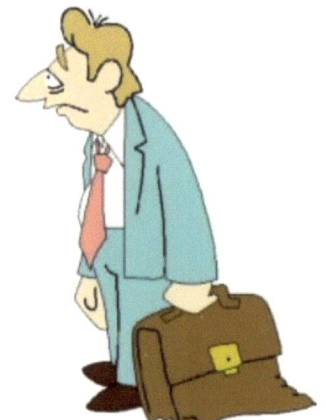

Los síntomas de la diabetes varían dependiendo de cuánto se eleve su nivel de azúcar en la sangre. Algunas personas, especialmente aquellas con prediabetes o diabetes tipo 2, pueden no tener síntomas inicialmente. En la diabetes tipo 1, los síntomas tienden a aparecer rápidamente y ser más severos.

Algunos de los signos y síntomas de la diabetes tipo 1 y tipo 2 son:

Sed frecuente
Micción u orina frecuente
Hambre extrema
Pérdida de peso inexplicable
Presencia de cetonas en la orina (las cetonas son un subproducto de la descomposición de músculo y grasa que ocurre cuando no hay suficiente insulina disponible)
Fatiga
Irritabilidad
Visión borrosa

Cómo vivir con Diabetes - Cristina De la Torre

Úlceras de cicatrización lenta, heridas de difícil cicatrización
Infecciones frecuentes: infecciones de la piel e infecciones vaginales
Aunque la diabetes tipo 1 puede desarrollarse a cualquier edad, suele aparecer durante la infancia o la adolescencia. La diabetes tipo 2, el tipo más común, puede desarrollarse a cualquier edad, aunque es más común en personas mayores de 40 años.

Examen de Riesgo de la Diabetes
¿Está usted en riesgo de padecer diabetes tipo 2?. Este examen creado por la American Diabetes Association ADA tiene como objetivo determinar si es un paciente en riesgo de diabetes.

ANOTE EL PUNTAJE EN EL RECUADRO.

1. **¿Qué edad tiene?**
   Menos de 40 años (0 puntos)
   40-49 años (1 punto)
   50-59 años (2 puntos)
   60 años o más (3 puntos)

2. **¿Es usted hombre o mujer?**
   Hombre (1 punto)   Mujer (0 puntos)

3. **Si es mujer, ¿tuvo alguna vez diabetes gestacional (glucosa/azúcar alta durante el embarazo)?**
   Sí (1 punto)   No (0 puntos)

4. **¿Tiene familiares (mamá, papá, hermano, hermana) que padecen diabetes?**
   Sí (1 punto)   No (0 puntos)

5. **¿Alguna vez le ha dicho un profesional de salud que tiene presión arterial alta (o hipertensión)?**
   Sí (1 punto)   No (0 puntos)

6. **¿Realiza algún tipo de actividad física?**
   Sí (0 puntos)   No (1 punto)

7. **¿Cuál es su peso?**
   Anote el puntaje correspondiente a su peso según la tabla a la derecha.

Estatura	Peso (en libras)		
4' 10"	119-142	143-190	191+
4' 11"	124-147	148-197	198+
5' 0"	128-152	153-203	204+
5' 1"	132-157	158-210	211+
5' 2"	136-163	164-217	218+
5' 3"	141-168	169-224	225+
5' 4"	145-173	174-231	232+
5' 5"	150-179	180-239	240+
5' 6"	155-185	186-246	247+
5' 7"	159-190	191-254	255+
5' 8"	164-196	197-261	262+
5' 9"	169-202	203-269	270+
5' 10"	174-208	209-277	278+
5' 11"	179-214	215-285	286+
6' 0"	184-220	221-293	294+
6' 1"	189-226	227-301	302+
6' 2"	194-232	233-310	311+
6' 3"	200-239	240-318	319+
6' 4"	205-245	246-327	328+
	1 punto	2 puntos	3 puntos

0 puntos = Si pesa menos que lo indicado en la columna de la izquierda

Si obtuvo 5 o más puntos:
Existe un mayor riesgo de que usted tenga diabetes tipo 2. Sólo su médico puede determinar si tiene diabetes tipo 2 o prediabetes (estado previo a la enfermedad con nivel de azúcar en la sangre más elevado de lo normal.)

Consulte a su médico para ver si necesita hacerse pruebas adicionales. La diabetes tipo 2 es más común en afroamericanos, hispanos/latinos, nativos americanos, nativos hawaianos, asiáticos americanos e isleños del pacífico.

La buena noticia es que usted puede controlar su riesgo de padecer diabetes tipo 2. Algunos cambios pequeños hacen una gran diferencia y le ayudarán a vivir una vida más larga y saludable.

Factores de riesgo
Los factores de riesgo para la diabetes dependen del tipo de diabetes.

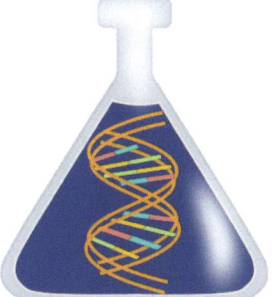

Factores de riesgo para la diabetes tipo 1
Aunque la causa exacta de la diabetes tipo 1 es desconocida, los factores que pueden indicar un mayor riesgo incluyen:

Historia familiar. Su riesgo aumenta si un padre o hermano tiene diabetes tipo 1.
Factores ambientales. Circunstancias tales como la exposición a una enfermedad viral probablemente juegan algún papel en la diabetes tipo 1.
La presencia de células del sistema inmune dañinas (autoanticuerpos). A veces los miembros de la familia de las personas con diabetes tipo 1 son sometidos a pruebas para detectar la presencia de autoanticuerpos contra

la diabetes. Si tiene estos autoanticuerpos, tiene un mayor riesgo de desarrollar diabetes tipo 1. Pero no todos los que tienen estos autoanticuerpos desarrollan diabetes.

Factores dietéticos. Estos incluyen bajo consumo de vitamina D, exposición temprana a la leche de vaca o fórmula de leche de vaca, y la exposición a los cereales antes de los 4 meses de edad. Ninguno de estos factores ha demostrado causar directamente la diabetes tipo 1.

Geografía. Ciertos países, como Finlandia y Suecia, tienen tasas más altas de diabetes tipo 1.

Factores de riesgo para prediabetes y diabetes tipo 2

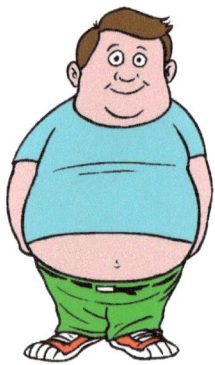

Los investigadores no entienden por qué algunas personas desarrollan prediabetes y diabetes tipo 2 y otras no. Está claro que ciertos factores aumentan el riesgo, sin embargo, incluyendo:

Peso. Cuanto más grasa tenga el tejido, más resistentes serán sus células a la insulina.

Inactividad. Cuanto menos activo esté, mayor será su riesgo. La actividad física ayuda a controlar su peso, utiliza la glucosa como energía y hace que sus células sean más sensibles a la insulina.

Historia familiar. Su riesgo aumenta si un padre o hermano tiene diabetes tipo 2.

Etnia. Aunque no está claro por qué, la gente de ciertas razas - incluyendo negros, hispanos, indios americanos y asiático-americanos - están en mayor riesgo.

Edad Su riesgo aumenta a medida que envejece. Esto puede deberse a que tiende a hacer menos ejercicio, a perder masa muscular ya aumentar de peso a medida que envejece. Pero la diabetes tipo 2 también está aumentando dramáticamente entre los niños, los adolescentes y los adultos más jóvenes.

Diabetes gestacional. Si desarrolló diabetes gestacional cuando estuvo embarazada, el riesgo de desarrollar prediabetes y diabetes tipo 2 más tarde aumenta. Si usted dio a luz a un bebé que pesa más de 9 libras (4 kilogramos), también está en riesgo de diabetes tipo 2.

Síndrome de Ovario poliquístico. Para las mujeres, tener síndrome de ovario poliquístico - una condición común caracterizada por períodos menstruales irregulares, exceso de crecimiento del cabello y la obesidad - aumenta el riesgo de diabetes.

Alta presión sanguínea. Tener una presión arterial de más de 140/90 milímetros de mercurio (mm Hg) está vinculado a un mayor riesgo de diabetes tipo 2.

Niveles anormales de colesterol y triglicéridos. Si tiene bajos niveles de lipoproteína de alta densidad (HDL), o "bueno", el riesgo de diabetes tipo 2 es mayor. Los triglicéridos son otro tipo de grasa transportada en la sangre. Las personas con altos niveles de triglicéridos tienen un mayor riesgo de diabetes tipo 2. Su médico puede informarle cuáles son sus niveles de colesterol y triglicéridos.

Factores de riesgo para la diabetes gestacional

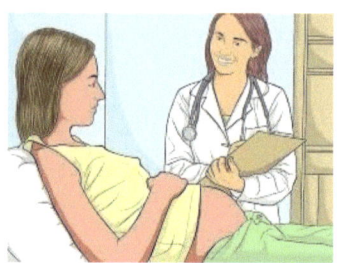

Cualquier mujer embarazada puede desarrollar diabetes gestacional, pero algunas mujeres corren mayor riesgo que otras. Los factores de riesgo para la diabetes gestacional incluyen:

Edad. Las mujeres mayores de 25 años corren mayor riesgo.

Historia familiar o personal. Su riesgo aumenta si tiene prediabetes - un precursor de la diabetes tipo 2 - o si un familiar cercano, como un padre o un hermano, tiene diabetes tipo 2. Usted también corre un mayor riesgo si tuvo diabetes gestacional durante un embarazo anterior, si dio a luz un bebé muy grande o si tuvo una muerte fetal inexplicable.

Peso. Tener sobrepeso antes del embarazo aumenta su riesgo.

Etnia. Por razones que no son claras, las mujeres que son negras, hispanas, americanas o asiáticas son más propensas a desarrollar diabetes gestacional.

Pruebas y diagnóstico

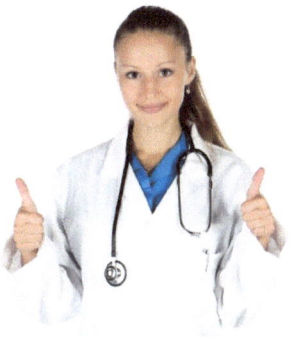

Los síntomas de la diabetes tipo 1 a menudo aparecen repentinamente y son la razón para revisar los niveles de azúcar en la sangre. Debido a que los síntomas de otros tipos de diabetes y prediabetes aparecen más gradualmente o no pueden ser evidentes, la American Diabetes Association (ADA) ha recomendado las directrices de detección. La ADA recomienda que las siguientes personas sean examinadas para la diabetes:

Cualquier persona con un índice de masa corporal superior a 25, independientemente de su edad, que tenga factores de riesgo adicionales, tales como presión arterial alta, estilo de vida sedentario, historia de síndrome de ovario poliquístico, haber dado a luz a un bebé que pesa más de 9 libras de diabetes en el embarazo, altos niveles de colesterol, antecedentes de enfermedad cardíaca y tener un pariente cercano con diabetes.

Se aconseja a cualquier persona mayor de 45 años que reciba una prueba inicial de azúcar en la sangre, y luego, si los resultados son normales, se examinará cada tres años a partir de entonces.

Pruebas para diabetes tipo 1 y tipo 2 y prediabetes

Prueba de hemoglobina glicada (A1C). Este análisis de sangre indica su nivel promedio de azúcar en la sangre durante los últimos dos a tres meses. Mide el porcentaje de azúcar en la sangre unido a la hemoglobina, la proteína portadora de oxígeno en los glóbulos rojos. Cuanto más altos sean los niveles de azúcar en la sangre, más hemoglobina tendrá con el azúcar adherido.

Un nivel de A1C de 6,5 por ciento o más en dos pruebas separadas indica que usted tiene diabetes. Un A1C entre 5,7 y 6,4 por ciento indica prediabetes. Por debajo de 5,7 se considera normal.

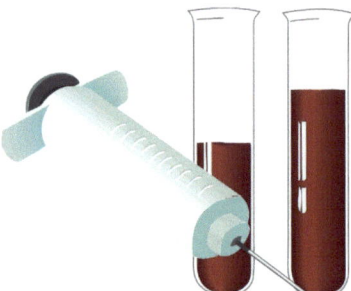

Si los resultados de la prueba de A1C no son consistentes, la prueba no está disponible, o si tiene ciertas condiciones que pueden hacer que la prueba de A1C sea inexacta, como si está embarazada o tiene una forma poco común de hemoglobina (conocida como hemoglobina variante) - su médico puede usar las siguientes pruebas para diagnosticar la diabetes:

Prueba aleatoria de azúcar en la sangre. Se tomará una muestra de sangre en un momento aleatorio. Independientemente de cuándo comió por última vez, un nivel de azúcar en la sangre de 200 miligramos por decilitro (mg / dL) - 11,1 milimoles por litro (mmol / L) - o más alto sugiere diabetes.

Prueba de azúcar en sangre en ayunas. Una muestra de sangre se tomará después de un ayuno nocturno. Un nivel de azúcar en sangre en ayunas menor de 100 mg / dL (5,6 mmol / L) es normal.

Cómo vivir con Diabetes - Cristina De la Torre

Un nivel de azúcar en la sangre en ayunas de 100 a 125 mg / dL (5,6 a 6,9 mmol / L) se considera prediabetes. Si es de 126 mg / dL (7 mmol / L) o más en dos pruebas separadas, tiene diabetes.

Test oral de tolerancia a la glucosa. Para esta prueba, ayuna durante la noche, y se mide el nivel de azúcar en sangre en ayunas. Luego usted bebe un líquido azucarado, y los niveles de azúcar en la sangre se prueban periódicamente durante las dos horas siguientes. Un nivel de azúcar en la sangre inferior a 140 mg / dL (7,8 mmol / L) es normal. Una lectura de más de 200 mg / dL (11,1 mmol / L) después de dos horas indica diabetes. Una lectura entre 140 y 199 mg / dL (7,8 mmol / L y 11,0 mmol / L) indica prediabetes.

Si se sospecha que hay diabetes tipo 1, su orina será examinada para buscar la presencia de un subproducto producido cuando el músculo y el tejido graso se usan para energía cuando el cuerpo no tiene suficiente insulina para usar la glucosa disponible (cetonas). Su doctor también probablemente realizará una prueba para ver si tiene las células del sistema inmunológico destructivo asociadas con la diabetes tipo 1 llamada autoanticuerpos.

Pruebas para la diabetes gestacional

Es probable que su médico evalúe sus factores de riesgo para la diabetes gestacional temprano en su embarazo:

Si tiene un alto riesgo de padecer diabetes gestacional , por ejemplo, si usted era obesa al comienzo del embarazo, tuvo diabetes gestacional durante un embarazo anterior, o tiene una madre, un padre, un hermano o un niño con diabetes, su médico puede hacer pruebas de diabetes en su primera visita prenatal.

Si usted está en riesgo promedio de diabetes gestacional, es probable que tenga una prueba de detección de diabetes gestacional en algún momento durante su segundo trimestre - por lo general entre 24 y 28 semanas de embarazo.
Su médico puede usar las siguientes pruebas de detección:

Prueba inicial de detección de glucosa. Comenzará la prueba de desafío de glucosa bebiendo una solución de glucosa almibarada. Una hora después, le harán una prueba de sangre para medir su nivel de azúcar en la sangre. Un nivel de azúcar en sangre por debajo de 140 mg / dL (7,2 a 7,8 mmol / L) se considera generalmente normal en una prueba de desafío de glucosa, aunque esto puede variar en clínicas o laboratorios específicos. Si su nivel de azúcar en la sangre es más alto de lo normal, sólo significa que usted tiene un mayor riesgo de diabetes gestacional. Su médico le pedirá una prueba de seguimiento para determinar si tiene diabetes gestacional.

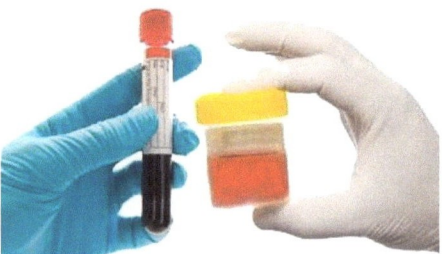

Seguimiento de la prueba de tolerancia a la glucosa. Para la prueba de seguimiento, se le pedirá que ayude durante la noche y luego haga medir su nivel de azúcar en sangre en ayunas. Entonces usted beberá otra solución dulce - ésta que contiene una concentración más alta de la glucosa - y su nivel de azúcar de sangre será comprobado cada hora por un período de tres horas. Si por lo menos dos de las lecturas de azúcar en sangre son superiores a los valores normales establecidos para cada una de las tres horas de la prueba, se le diagnosticará diabetes gestacional.

Bibliografía

Miranda Brinati, Lídia, et al. "Prevalence and factors associated with peripheral neuropathy in individuals with diabetes mellitus." *Revista de Pesquisa: Cuidado e Fundamental* 9.2 (2017).

Conget, Ignacio. "Diagnóstico, clasificación y patogenia de la diabetes mellitus." *Revista Española de cardiología* 55.5 (2002): 528-535.

Mota, Mario Alberto Oviedo, et al. "Guía clínica para el diagnóstico y tratamiento de la diabetes mellitus tipo 2." *Revista Médica del Instituto Mexicano del Seguro Social* 41.s1 (2003): 27-46.

Resnick, H. E., Harris, M. I., Brock, D. B., & Harris, T. B. (2000). American Diabetes Association diabetes diagnostic criteria, advancing age, and cardiovascular disease risk profiles: results from the Third National Health and Nutrition Examination Survey. *Diabetes care*, 23(2), 176-180.

Kjos, Siri L., and Thomas A. Buchanan. "Gestational diabetes mellitus." *New England journal of medicine* 341.23 (1999): 1749-1756.

Roche, E. F., Menon, A., Gill, D., & Hoey, H. (2005). Clinical presentation of type 1 diabetes. *Pediatric diabetes*, 6(2), 75-78.

Ávila, Luis Roberto Noa, and Maidolis Chang Solano. "Factores de riesgo y complicaciones en pacientes con diabetes mellitus tipo 2. Sucre. 2012. Risk factors and complications in patients with type 2 diabetes mellitus. Sucre 2012." (2016).

Valdés, S., García-Torres, F., Maldonado-Araque, C., Goday, A., Calle-Pascual, A., Soriguer, F., ... & grupo de estudio Di@ bet. (2014). Prevalencia de obesidad, diabetes mellitus y otros factores de riesgo cardiovascular en Andalucía. Comparación con datos de prevalencia nacionales. Estudio Di@ bet. es. *Revista Española de Cardiología*, 67(6), 442-448.

http://int.search.myway.com/search/GGmain.jhtml?searchfor=diabetes+manifestaciones+clinicas&n=78399f82&p2=%5EHJ%5Exdm916%5ETTAB02%5Eec&ptb=9B69542A-F59D-4BFF-8414-A23CDA760BAC&qs=&si=1062632&ss=sub&st=tab&trs=wtt&tpr=sbt&ts=1507996683117

7
Tratamiento

LIC. SILVIA. C. TACO FLORES

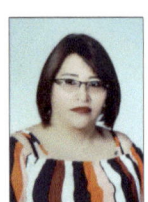

Licenciada de Enfermería Egresada de la Universidad Central del Ecuador, Facultad de Ciencias Medicas, Escuela Nacional de Enfermería del año 1998 en Quito.

Experiencia Laboral como Enfermera de Cuidado Directo en Hospital de Clínicas Pichincha, Hospital Eugenio Espejo en la Unidad de Cuidados Intensivos y Docente de Teoría y Práctica de Enfermería Básica de la Escuela Nacional de Enfermería 2006.

Ganadora de Concurso del Hospital San Francisco de Quito del Instituto Ecuatoriano de Seguridad Social 2011.

Actualmente trabaja en la Unidad de Cuidados Intensivos del Hospital San Francisco de Quito IESS

DEDICATORIA

Mi inmensa gratitud y dedicatoria a mi Papi quien por él estoy aquí y he salido adelante y que a pesar de que ya no esta con nosotros siempre nos cuida desde el Cielo. A toda mi Familia quienes han sido mi apoyo y pilar en las épocas de austeridad y abundancia. Y muy en especial a Dios guía y luz en mi camino. Así como a todas esas personas y sus familias que viven día a día su Diabetes. Q espero que este libro sea su apoyo y guía personal.

Antes de ir a su cita médica

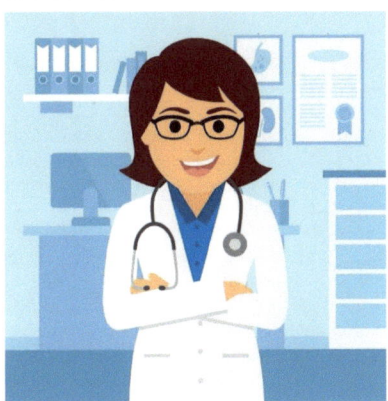

Si usted presenta ciertos síntomas de diabetes es mejor programar una cita. Si su hijo tiene síntomas de diabetes, puede consultar a su pediatra. Si los niveles de azúcar en la sangre son extremadamente altos, probablemente será enviado a la sala de emergencias.

Si los niveles de azúcar en la sangre no son lo suficientemente altos para poner a usted o a su hijo en riesgo inmediato, seguramente será referido a un médico que se especializa en diabetes, y otros trastornos llamados endocrinólogos.

Poco después del diagnóstico, también es probable que se reúna con un educador en diabetes y un nutricionista para obtener más información sobre el manejo de su diabetes.

Algunos datos que le ayudarán a prepararse para su cita

Lo que puedes hacer
Sea consciente de cualquier restricción previa a la cita. Cuando haga la cita, pregunte si necesita hacer algo por adelantado. Esto probablemente

Cómo vivir con Diabetes - Silvia Taco

incluirá alguna restricción en su dieta como estar en ayunas para una prueba de azúcar en la sangre.

Anote cualquier síntoma que esté experimentando, aunque usted piense que no esté relacionado.

Es mejor anotar con tiempo información personal clave, incluyendo situaciones de estrés o cambios recientes en la vida. Si está monitoreando sus valores de glucosa en el hogar, traiga un registro de los resultados de la glucosa, detallando las fechas y horas de las pruebas.

Haga una lista de las alergias que tenga y de todos los medicamentos, vitaminas y suplementos que esté tomando.

Registre su historial médico familiar. En particular, tenga en cuenta a todos los familiares que han tenido diabetes, ataques cardíacos o accidentes cerebrovasculares.

Lleve a un familiar o amigo, si es posible. Alguien que lo acompañe y pueda ayudarle a recordar la información.

Anote las preguntas que debe hacerle a su médico. Pregunte sobre aspectos de su manejo de la diabetes que no tenga muy en claro.

Tenga en cuenta si necesita nuevas recetas. Su médico puede renovar sus recetas mientras esté allí.

Preparar una lista de preguntas puede ayudarle a aprovechar al máximo su tiempo con su médico. Para la diabetes, algunas preguntas pueden ser:

¿Los síntomas que estoy teniendo están relacionados con la diabetes o por algo más?
¿Necesito alguna prueba?
¿Qué más puedo hacer para proteger mi salud?
¿Cuáles son otras opciones para controlar mi diabetes?
Tengo otras condiciones de salud. ¿Cómo puedo manejar mejor estas condiciones juntas?

Cómo vivir con Diabetes - Silvia Taco

¿Hay restricciones que debo seguir?
¿Debo ver a otro especialista, como un nutricionista o un educador de diabetes?
¿Existe una alternativa genérica a la medicina que está recetando?
¿Hay folletos u otro material impreso que pueda llevar conmigo?
¿Qué sitios web recomienda?

Las preguntas de su médico
Es probable que su médico le haga una serie de preguntas, tales como:

¿Puede describir sus síntomas?
¿Tiene síntomas todo el tiempo, o van y vienen?
¿Cuán severos son sus síntomas?
¿Tiene antecedentes familiares de preeclampsia o diabetes?
Háblame de tu dieta.
¿Hacer ejercicio? ¿Qué tipo y cuánto?

Tratamientos y medicamentos

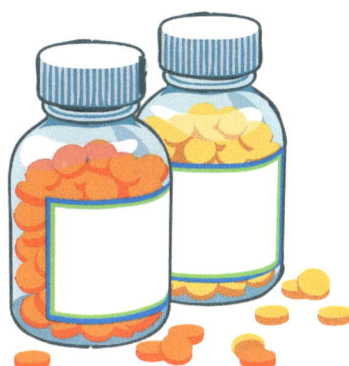

Dependiendo del tipo de diabetes que tenga, la monitorización del azúcar en la sangre, la insulina y los medicamentos orales pueden desempeñar un papel en su tratamiento.

Cómo vivir con Diabetes - Silvia Taco

Comer una dieta saludable, mantener un peso saludable y participar en actividades regulares también son factores importantes en el manejo de la diabetes.

Tratamientos para todos los tipos de diabetes
Una parte importante de la gestión de la diabetes - así como su salud en general - es mantener un peso saludable a través de una dieta saludable y plan de ejercicio:

Alimentación saludable
Contrariamente a la percepción popular, no hay una dieta específica para la diabetes. Tendrá que centrar su dieta en más frutas, verduras y granos integrales, alimentos ricos en nutrición y fibra y bajos en grasas y calorías, y reducir los productos de origen animal, los carbohidratos refinados y los dulces.
De hecho, **es el mejor plan de alimentación para toda la familia**. Los alimentos azucarados están bien de vez en cuando, siempre y cuando se cuenten como parte de su plan de comidas.

Sin embargo, entender qué y cuánto comer puede ser un desafío. Un nutricionista puede ayudarle a crear un plan de comidas que se ajuste a sus metas de salud, preferencias alimentarias y estilo de vida.

Esto probablemente incluirá el recuento de carbohidratos, especialmente si tiene diabetes tipo 1.

Actividad física
Todo el mundo necesita ejercicio aeróbico regular, y las personas que tienen diabetes no son la excepción. **El ejercicio disminuye el nivel de azúcar en la sangre al mover el azúcar hacia las células**, donde se utiliza para la energía.

El ejercicio también aumenta su sensibilidad a la insulina, lo que significa que su cuerpo necesita menos insulina para transportar azúcar a sus células. Obtenga la autorización de su médico para hacer ejercicio. A continuación, elija actividades que disfrute, como caminar, nadar o andar en bicicleta.

Lo más importante es hacer de la actividad física parte de su rutina diaria.

Su objetivo debe ser de por lo menos 30 minutos o más de ejercicio aeróbico la mayoría de los días de la semana. Si no ha estado activo por un tiempo, comience lentamente y acumule gradualmente.

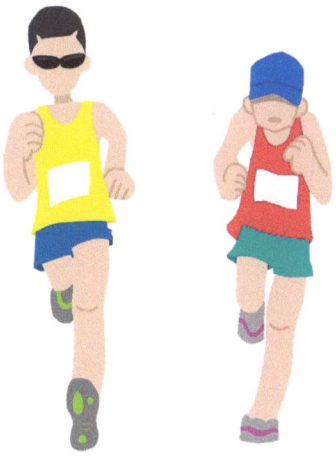

Tratamientos para la diabetes tipo 1 y tipo 2
El tratamiento para la diabetes tipo 1 implica inyecciones de insulina o el uso de una bomba de insulina, controles frecuentes de azúcar en la sangre y conteo de carbohidratos. El tratamiento de la diabetes tipo 2 incluye principalmente el monitoreo de su nivel de azúcar en la sangre, junto con medicamentos para la diabetes, insulina o ambos.

Controlar el nivel de azúcar en la sangre

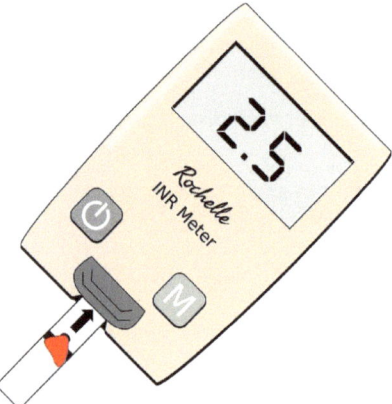

Dependiendo de su plan de tratamiento, usted puede revisar y registrar su azúcar en la sangre tan a menudo como varias veces a la semana hasta cuatro a ocho veces al día. El monitoreo cuidadoso es la única manera de asegurarse de que su nivel de azúcar en la sangre permanezca dentro de su rango objetivo. Las personas que reciben terapia de insulina también pueden optar por controlar sus niveles de azúcar en la sangre con un monitor de glucosa continua. Aunque esta tecnología todavía no reemplaza el medidor de glucosa, puede proporcionar información importante sobre las tendencias en los niveles de azúcar en la sangre.

Incluso con un manejo cuidadoso, los niveles de azúcar en la sangre a veces pueden cambiar impredeciblemente. Con la ayuda de su equipo de tratamiento de la diabetes, aprenderá cómo su nivel de azúcar en la sangre cambia en respuesta a los alimentos, actividad física, medicamentos, enfermedad, alcohol, estrés - para las mujeres, fluctuaciones en los niveles hormonales.

Además de la monitorización diaria del azúcar en la sangre, es probable que su médico recomiende pruebas regulares de A1C para medir su nivel promedio de azúcar en la sangre durante los últimos dos a tres meses. En comparación con las pruebas diarias repetidas de azúcar en la sangre, las pruebas de A1C indican mejor cuán bien funciona su plan de tratamiento de la diabetes. Un nivel elevado de A1C puede indicar la necesidad de un cambio en su régimen de insulina o plan de comidas. Su objetivo de A1C puede variar dependiendo de su edad y varios otros factores. Sin embargo, para la mayoría de las personas con diabetes, la American Diabetes Association recomienda un A1C de menos del 7 por ciento. Pregunte a su médico cuál es su objetivo de A1C.

Insulina
Las personas con diabetes tipo 1 necesitan terapia con insulina para sobrevivir. Muchas personas con diabetes tipo 2 o diabetes gestacional también necesitan terapia con insulina.

Existen muchos tipos de insulina, incluyendo insulina de acción rápida, insulina de acción prolongada y opciones intermedias. Dependiendo de sus necesidades, su médico puede recetar una mezcla de tipos de insulina para usar durante todo el día y la noche.

La insulina no puede tomarse por vía oral para disminuir el azúcar en la sangre porque las enzimas del estómago interfieren con la acción de la insulina. A menudo la insulina se inyecta con una aguja fina y una jeringa o una pluma de insulina - un dispositivo que se parece a una pluma de tinta grande.

Una bomba de insulina también puede ser una opción. La bomba es un dispositivo del tamaño de un teléfono celular usado en el exterior de su cuerpo. Un tubo conecta el depósito de insulina con un catéter que se inserta debajo de la piel de su abdomen. Una bomba que trabaja sin hilos también está disponible ahora. Usted programa una bomba de insulina para dispensar cantidades específicas de insulina. Se puede ajustar para administrar más o menos insulina dependiendo de las comidas, el nivel de actividad y el nivel de azúcar en la sangre.

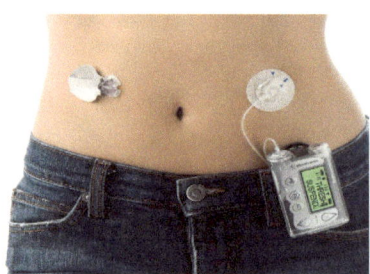

Un enfoque de tratamiento emergente, aún no disponible, es el suministro de insulina en bucle cerrado, también conocido como el páncreas artificial. Conecta un monitor continuo de glucosa a una bomba de insulina. El dispositivo entrega automáticamente la cantidad correcta de insulina cuando el monitor indica la necesidad de la misma. Hay una serie de diferentes versiones del páncreas artificial, y los ensayos clínicos han tenido resultados alentadores. Se necesita hacer más investigación antes de que un páncreas artificial completamente funcional pueda recibir aprobación regulatoria.

Sin embargo, el primer paso hacia un páncreas artificial fue aprobado en 2013. Combinando un monitor de glucosa continua con una bomba de insulina, este sistema detiene la administración de insulina cuando los niveles de azúcar en la sangre bajan demasiado. Los estudios en el dispositivo encontraron que podría prevenir los niveles bajos de azúcar en la sangre durante la noche sin aumentar significativamente los niveles de azúcar en la sangre por la mañana.

Medicamentos orales u otros
A veces se prescriben otros medicamentos orales o inyectados. Algunos

medicamentos para la diabetes estimulan el páncreas a producir y liberar más insulina.

Otros inhiben la producción y liberación de glucosa en el hígado, lo que significa que necesita menos insulina para transportar el azúcar a sus células.

Y otros bloquean la acción de las enzimas del estómago o del intestino que descomponen los carbohidratos o hacen sus tejidos más sensibles a la insulina. La **metformina** (Glucophage, Glumetza, otros) es generalmente la primera medicación prescrita para la diabetes tipo 2.

Trasplante
En algunas personas que tienen diabetes tipo 1, un trasplante de páncreas puede ser una opción. También se están estudiando los transplantes de islotes.

Con un trasplante exitoso de páncreas, ya no necesitará terapia de insulina. Pero los trasplantes no siempre son exitosos y estos procedimientos plantean serios riesgos.

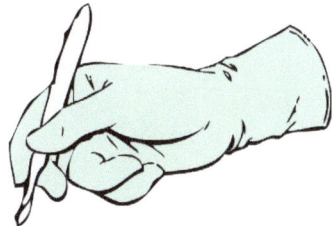

Necesitará medicamentos inmunosupresores de por vida para prevenir el rechazo de órganos. Estos medicamentos pueden tener efectos secundarios graves, incluyendo un alto riesgo de infección, lesión de órganos y cáncer.

Debido a que los efectos secundarios pueden ser más peligrosos que la diabetes, los trasplantes suelen reservarse para personas cuya diabetes no puede ser controlada o para aquellos que también necesitan un trasplante de riñón.

Cirugía bariátrica
Aunque no se considera específicamente un tratamiento para la diabetes tipo 2, las personas con diabetes tipo 2 que también tienen un índice de masa corporal superior a 35 pueden beneficiarse de este tipo de cirugía.

Las personas que han sufrido bypass gástrico han visto mejoras significativas en sus niveles de azúcar en la sangre. Sin embargo, los riesgos y beneficios a largo plazo de este procedimiento para la diabetes tipo 2 aún no se conocen.

Tratamiento para la diabetes gestacional
Controlar el nivel de azúcar en la sangre es esencial para mantener a su bebé sano y evitar complicaciones durante el parto. Además de mantener una dieta saludable y hacer ejercicio, su plan de tratamiento puede incluir el monitoreo de su azúcar en la sangre y, en algunos casos, el uso de insulina o medicamentos orales.

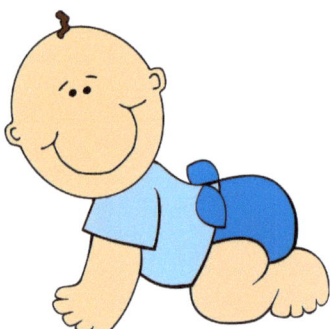

Su doctor también monitoreará su nivel de azúcar en la sangre durante el parto. Si su nivel de azúcar en la sangre aumenta, su bebé puede liberar altos niveles de insulina, lo que puede conducir a niveles bajos de azúcar en la sangre inmediatamente después del nacimiento.

Tratamiento para prediabetes
Si usted tiene prediabetes, las opciones de estilo de vida saludable pueden ayudarle a volver a su nivel de azúcar en la sangre a la normalidad o por lo menos evitar que suba hacia los niveles observados en la diabetes tipo 2. El mantenimiento de un peso saludable mediante el ejercicio y la alimentación saludable puede ayudar. Hacer ejercicio al menos 150 minutos a la semana y perder de 5 a 10 por ciento de su peso corporal

busque atención de emergencia. Esta condición es más común en las personas con diabetes tipo 1.

Síndrome hipercitoscópico hipercósmico no cetótico
Los signos y síntomas de esta afección potencialmente mortal incluyen una lectura de azúcar en la sangre de más de 600 mg / dL (33,3 mmol / L), boca seca, sed extrema, fiebre, somnolencia, confusión, pérdida de visión y alucinaciones. El síndrome hiperosmolar es causado por un nivel de azúcar sanguíneo alto que hace que la sangre sea espesa y melosa. Tiende a ser más común en las personas con diabetes tipo 2, y suele ser precedida por una enfermedad. Llame a su médico o busque atención médica inmediata si tiene signos o síntomas de esta condición.

Bajo nivel de azúcar en la sangre (hipoglucemia)
Si su nivel de azúcar en la sangre cae por debajo de su rango meta, se le conoce como nivel bajo de azúcar en la sangre (hipoglucemia). Su nivel de azúcar en la sangre puede disminuir por muchas razones, como saltarse una comida y obtener más actividad física de lo normal. Sin embargo, el nivel bajo de azúcar en la sangre es más probable si usted toma medicamentos para reducir la glucosa que promueven la secreción, puede prevenir o retrasar la diabetes tipo 2.

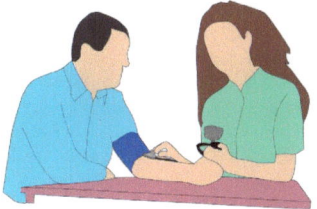

A veces los medicamentos, como metformina (Glucophage, Glumetza, otros), también son una opción si usted está en alto riesgo de diabetes, incluyendo cuando su prediabetes está empeorando o si usted tiene enfermedad cardiovascular, enfermedad hepática grasa o síndrome de ovario poliquístico.

En otros casos, se necesitan medicamentos para controlar el colesterol (estatinas, en particular) y medicamentos para la presión arterial alta.

Su médico podría recetar una dosis baja de aspirina para ayudar a prevenir enfermedades cardiovasculares si usted está en alto riesgo. Las opciones de estilo de vida saludable siguen siendo la clave.

Signos de problemas en cualquier tipo de diabetes
Debido a que muchos factores pueden afectar su nivel de azúcar en la sangre, a veces pueden surgir problemas que requieren atención inmediata, como:

Alto nivel de azúcar en la sangre (hiperglucemia)
Su nivel de azúcar en la sangre puede aumentar por muchas razones, incluyendo comer demasiado, estar enfermo o no tomar suficiente medicamento para bajar la glucosa.

Compruebe su nivel de azúcar en la sangre según las indicaciones de su médico y observe los signos y síntomas de niveles altos de azúcar en la sangre: micción frecuente, aumento de la sed, boca seca, visión borrosa, fatiga y náuseas. Si tiene hiperglucemia, deberá ajustar su plan de comidas, medicamentos o ambos.

Aumento de las cetonas en la orina (cetoacidosis diabética)
Si sus células están hambrientas de energía, su cuerpo puede comenzar a descomponer la grasa. Esto produce ácidos tóxicos conocidos como cetonas. Observe la pérdida de apetito, debilidad, vómitos, fiebre, dolor de estómago y una respiración dulce y afrutada. Puede comprobar su orina para exceso de cetonas con un kit de prueba de cetonas de venta libre. Si tiene exceso de cetonas en la orina, consulte a su médico de inmediato o insulina por el páncreas o si está recibiendo terapia con insulina.

Compruebe su nivel de azúcar en la sangre regularmente y observe los signos y síntomas de bajo nivel de azúcar en la sangre - sudoración, temblores, debilidad, hambre, mareos, dolor de cabeza, visión borrosa, palpitaciones cardíacas, irritabilidad, dificultades del habla, somnolencia, confusión, desmayos y convulsiones.

El bajo nivel de azúcar en la sangre se trata con hidratos de carbono rápidamente absorbidos, como jugo de frutas, tabletas de glucosa, o simplemente agua azucarada.

Bibliografía

Bravo, J. J. M., & Javier, J. (2014). Guías en el manejo de la diabetes mellitus tipo 2. *SEMERGEN-Med Fam, 1*, 11-8.

Morillas, C. (2016). Posicionamiento en guías nacionales e internacionales de los inhibidores del cotransportador sodio-glucosa tipo 2. *Medicina Clínica, 147*, 49-53.

Ramírez, M. P. R., González, J. A. M., & Santillán, E. O. M. (2009). Diabetes. Tratamiento nutricional. *Medicina Interna de México, 25*(6), 454.

Durán-Varela, B. R., Rivera-Chavira, B., & Franco-Gallegos, E. (2001). Apego al tratamiento farmacológico en pacientes con diagnóstico de diabetes mellitus tipo 2. *Salud pública de México, 43*(3), 233-236.

de la Diabetes, G. D. E. (Ed.). (1999). *Guía para el tratamiento de la diabetes tipo 2 en la Atención Primaria*. Harcourt.

Pérez, J. F. C. (2010). *Guia de la Diabetes Tipo 2*. Elsevier España.

Mota, M. A. O., Larrañaga, F. E., Morales, H. R., Trejo, J. A., & Velázquez, E. G. (2003). Guía clínica para el diagnóstico y tratamiento de la diabetes mellitus tipo 2. *Revista Médica del Instituto Mexicano del Seguro Social, 41*(s1), 27-46.

Gomez-Huelgas, R., Martínez-Castelao, A., Artola, S., Górriz, J. L., & Menéndez, E. (2014). Treatment of type 2 diabetes mellitus in patients with chronic kidney disease. Grupo de Trabajo para el Documento de Consenso sobre el tratamiento de la diabetes tipo 2 en el paciente con enfermedad renal crónica. *Medicina clínica, 142*(2), 85-e1.

8
Aspectos genéticos de la diabetes

Licenciada Rocío del Pilar Jiménez Flores

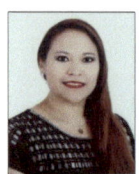

Egresada de la facultad Ciencias de la Salud de la Universidad Técnica de Ambato en el 2004

Coordinadora del taller de protección y cuidado tegumentario en el adulto mayor en el 2008

Participó como instructora en el taller de cuidados de enfermería en pacientes con artroplastia de cadera en el 2009. Trabajó como Enfermera de cuidado directo en el Hospital Vozandes Quito 2005-2011

Ganadora de concurso de Mérito y Oposición en el Hospital General San Francisco de Quitó en el 2011. Actualmente trabaja en el área de quirófano de esta noble Institución 2018.

DEDICATORIA

A las personas que influyen en mi vida y que son los motores para seguir adelante con todo mi amor y afecto Génesis y Mathías

Papel de la genética en el desarrollo de la diabetes

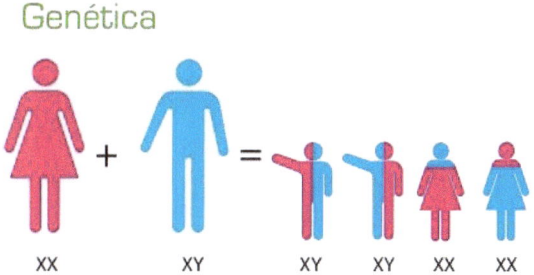

La diabetes mellitus o diabetes sacarina es una enfermedad crónica debida a una producción inadecuada de la insulina que elabora las células beta de los islotes de langerhans del páncreas. Es causada por una combinación de factores de riesgo genéticos y ambientales.

Sin embargo, hay otras formas raras de diabetes que se heredan directamente.
Estos incluyen diabetes tipo MODY (La diabetes de comportamiento del adulto que se presenta en el joven) y diabetes debido a mutaciones en el ADN mitocondrial.

Diabetes Tipo 1
Los parientes directos tienen un mayor riesgo de desarrollar diabetes de tipo 1. Aproximadamente 6% (Dorman y Bunker, 2000). Estos datos sugieren que los factores genéticos están implicados en el desarrollo de la enfermedad.
Sin embargo, ninguno de los candidatos identificados tienen una mayor influencia sobre el riesgo de diabetes 1 que la conferida por los genes en el HLA (Antígenos Leucocitarios Humanos) del **cromosoma 6**. Esta región contiene varios cientos de genes que se sabe que están involucrados en respuesta

HLA de clase II, consiste de dos cadenas depolipeptidicos.

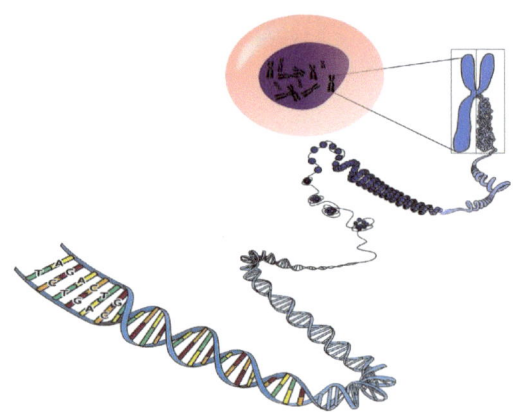

Aspectos básicos de la genética
La genética es el estudio de los genes, esto puede ser desde el color de ojos, aspectos de nuestra fisonomía y también condiciones médicas que nos hacen más o menos propensos a ciertas enfermedades como en este caso, la diabetes.

¿Cómo se heredan estos rasgos o características?
Pues a través de los genes. Los genes son trozos de moléculas que tienen

instrucciones con las cuales las células realizan ciertas funciones. Los genes forman una enorme cadena de información genética conocida como ADN o en el caso de los humanos el genoma humano.

Todas las células de nuestro cuerpo están dotadas de una copia de ADN que se ubica en el núcleo de la célula. El ADN es una enorme hilera de proteínas que se enrosca sobre sí misma para formar los cromosomas y el cuerpo humano posee 23 pares de cromosomas que contienen la información genética de cada persona. Para entender la información genética contenida en los genes se hace una clasificación en letras.

El cromosoma 6, del que estamos hablando contiene unos 1900 genes y algunas enfermedades asociadas a cambios o mutaciones en el cromosoma 6 son la epilepsia, ataxia espinocerebelosa, hemocromatosis y por supuesto la diabetes.

Prevención y tratamiento en la diabetes tipo 1 desde la genética
Desafortunadamente no existe manera de prevenir la diabetes tipo 1 y el único tratamiento son las inyecciones permanentes de insulina. Aunque no existe aún una cura para la diabetes tipo 1 se llevan a cabo investigaciones para encontrar la forma de detener la enfermedad.

Diabetes tipo 2
A diferencia de la diabetes tipo 1, la diabetes tipo 2 generalmente se puede prevenir manteniendo un peso corporal apropiado para la edad y realizando actividad física.

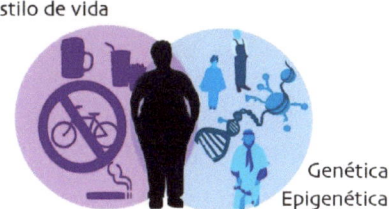

Aunque los mensajes de salud pública que enfatizan una dieta nutritiva y la actividad física regular son ahora comunes, no han sido eficaces en términos de prevención.

Dada la reciente epidemia de obesidad, es obvio que las actuales estrategias de intervención están siendo ignoradas por la mayoría de individuos en la población general.

En la actualidad, varias empresas ofrecen pruebas de susceptibilidad genética, que pueden solicitarse en línea por Internet. Cualquier individuo puede solicitar su prueba genética preventiva sobretodo si se ve afectado por condiciones tales como enfermedad cardiovascular y obesidad (Khoury, 2004). Es tan simple como tomar una muestra de su saliva que el mismo paciente puede obtener y enviar al laboratorio.

El riesgo genético

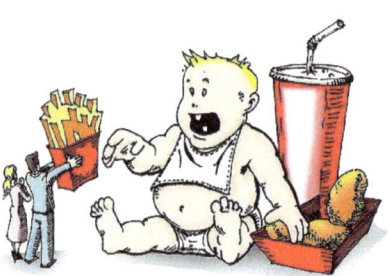

El riesgo a padecer diabetes tipo 2 es mayor en personas >45 años con antecedentes en familiares de primer grado. Por ejemplo, un individuo con un padre afectado con diabetes tipo 2 tiene un 30-40% más de riesgo para desarrollar la enfermedad, mientras que para aquel que tiene los dos padres afectados el riesgo se incrementa hasta el 70%.

Pero no es sólo genético el riesgo, también debemos incluir el estilo de vida al riesgo genético. Es decir, unos padres con obesidad van a tener una alta predisposición a tener hijos obesos tanto por los factores genéticos que heredan esos niños como por las costumbres alimenticias que se van a repetir en los hijos.

Los últimos descubrimientos acerca de la genética y la diabetes
La diabetes tiene una base genética muy fuerte. Una nueva investigación bajo la dirección de Adrian Liston ha descubierto que un defecto genético común en las células beta puede ser la base de ambas formas de diabetes. Esta investigación fue publicada en la revista científica Nature Genetics.

Adrian Liston (VIB / Universidad de Lovaina): "Nuestra investigación encuentra que la genética es fundamental para la supervivencia de las células beta en el páncreas, las células que producen insulina.

Gracias a nuestro maquillaje genético, algunos de nosotros tenemos células beta que son resistentes, mientras que otras tienen células beta que son frágiles y no pueden manejar el estrés. Son estas personas las que desarrollan diabetes, ya sea de tipo 1 o tipo 2, mientras que otras con células beta más duras seguirán siendo saludables, incluso si sufren de autoinmunidad o disfunción metabólica del hígado. "

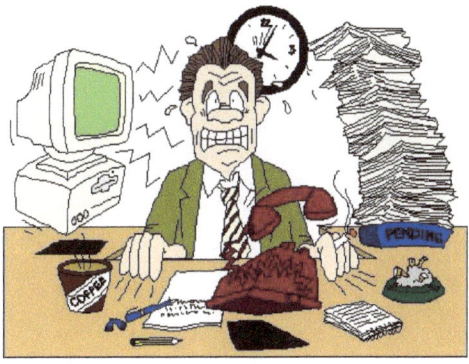

Diferentes vías para el desarrollo de la diabetes
La diabetes es un asesino oculto. Uno de cada 11 adultos está sufriendo de la enfermedad, sin embargo, la mitad de ellos ni siquiera han sido diagnosticados. La diabetes es causada por la incapacidad del cuerpo para bajar la glucosa en la sangre, un proceso normalmente impulsado por la insulina. En pacientes con diabetes tipo 1 (T1D), esto es causado por el sistema inmunitario que mata a las células beta que producen insulina. En pacientes con diabetes tipo 2 (DT2), una disfunción metabólica impide que la insulina trabaje en el hígado. En ambos casos, sin tratamiento, la glucosa extra en la sangre puede causar ceguera, enfermedad cardiovascular, nefropatía diabética, neuropatía diabética y muerte.

En este estudio, un equipo internacional investigó cómo la variación genética controla el desarrollo de la diabetes. Si bien la mayoría de los trabajos anteriores se han centrado en el efecto de la genética en la alteración del sistema inmunológico (en Diabetes Tipo 1) y la disfunción metabólica del hígado (en Diabetes Tipo 2), esta investigación encontró que la genética también afectó a las células beta que producen insulina.

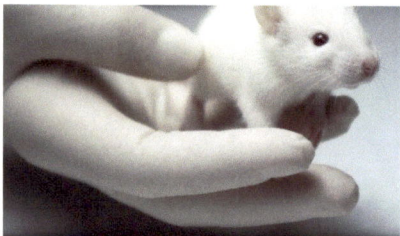

Los ratones con células beta frágiles que eran pobres en la reparación del daño del ADN desarrollarían rápidamente la diabetes cuando esas células beta eran desafiadas por el estrés celular.
Otros ratones, con células beta robustas que eran buenas en la reparación de daños en el ADN, fueron capaces de permanecer no diabéticos de por vida, incluso cuando los islotes fueron sometidos a estrés celular grave.

Las mismas vías para la supervivencia de células beta y reparación de daños en el ADN también se encontraron alterados en muestras de pacientes diabéticos,

Adrian Liston (VIB / Universidad de Lovaina): "Aunque la genética es realmente el factor más importante para desarrollar la diabetes, nuestro entorno alimentario también puede jugar un papel decisivo. Incluso los ratones con células beta genéticamente superiores terminaron como diabéticos cuando aumentamos la grasa en su dieta. "

Un nuevo modelo para la prueba de tratamientos de diabetes tipo 2
Los tratamientos actuales para la DM2 se basan en mejorar la respuesta metabólica del hígado a la insulina. Estos fármacos antidiabéticos, junto con las intervenciones de estilo de vida, pueden controlar las primeras etapas de la DM2 al permitir que la insulina vuelva a funcionar en el hígado. Sin embargo, durante las últimas etapas de la DM2, la muerte de las células beta significa que ya no se produce insulina en el páncreas. En esta etapa, los fármacos antidiabéticos y las intervenciones de estilo de vida tienen una eficacia escasa, y surgen complicaciones médicas.

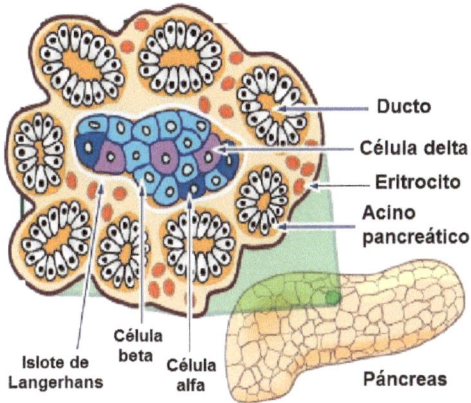

Cómo vivir con Diabetes - Rocío Jiménez

La Dra. Lydia Makaroff (Federación Internacional de Diabetes, que no es autora del estudio) señala:

"El costo de la salud para la diabetes actualmente supera los **US $ 600.000 millones**, el 12% del presupuesto mundial de salud, y sólo aumentará a medida que la diabetes se vuelva más común. Gran parte de esta carga de la atención de la salud es causada por la fase avanzada de la diabetes tipo 2, donde no tenemos tratamientos eficaces, por lo que desesperadamente necesitamos nuevas investigaciones en nuevos enfoques terapéuticos. Este descubrimiento mejora drásticamente nuestra comprensión de la diabetes tipo 2, que permitirá el diseño de mejores estrategias y medicamentos para la diabetes en el futuro ".

Adrian Liston (VIB / Universidad de Lovaina): "El gran problema en el desarrollo de fármacos para la DM2 en fase tardía es que hasta ahora no ha habido un modelo animal para la etapa de muerte de las células beta.

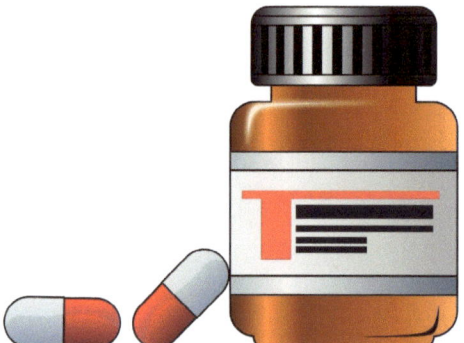

Anteriormente, los modelos animales se basaban todos en la fase temprana de la disfunción metabólica en el hígado, lo que ha permitido el desarrollo de buenos fármacos para el tratamiento de la fase temprana de la DM2.

Este nuevo modelo de ratón nos permitirá, por primera vez, probar nuevos fármacos antidiabéticos que se centren en la preservación de las células beta.

Hay muchas drogas prometedoras en desarrollo en las empresas de ciencias de la vida que han estado esperando un modelo animal utilizable.

Quién sabe, incluso puede haber compuestos útiles escondidos en medicamentos alternativos o tradicionales que podrían encontrarse a través de un buen programa de pruebas. Si se encuentra un fármaco que detiene la diabetes en etapas avanzadas,

Genética de la obesidad infantil
Si hablamos de factores que se heredan tanto del padre como de la madre, también debemos abordar la manera como actúa la genética sobre uno de los factores de riesgo más alto que es la obesidad.

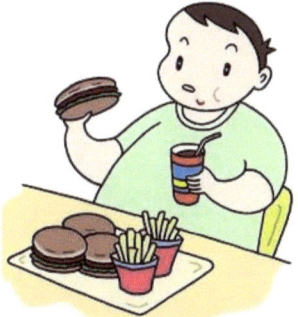

El sobrepeso y la obesidad son condiciones desfavorables para la salud, resultado del balance positivo de energía que se traduce en un acúmulo de grasa corporal.

El estilo de vida actual se caracteriza por ingerir mayor cantidad de alimentos (energía), realizar cada vez menos ejercicio y pasar muchas horas laborales y recreativas sin llevar a cabo algún tipo de actividad física (sedentarismo), lo cual contribuye al sobrepeso y la obesidad.

Estas condiciones predisponen a los individuos a padecer numerosas enfermedades crónicas, como la diabetes tipo 2 (DT2) y enfermedades cardiovasculares, responsables de las principales complicaciones y causas de mortalidad en la edad adulta.

La necesidad de investigar en Ecuador
El conocimiento de los marcadores genéticos asociados a la obesidad ayudará a comprender los mecanismos moleculares y fisiológicos, el fondo genético y las modificaciones en el índice de masa corporal en la población del país.

Esta información es de gran utilidad para el planteamiento de nuevas hipótesis en la búsqueda de nuevos biomarcadores que puedan ser utilizados de una manera predictiva y preventiva, así como para el desarrollo de nuevas estrategias terapéuticas.

Bibliografía

al, I. M. S. S. (2014). Genética de la obesidad infantil. *Rev Med Inst Mex Seguro Soc, 52*(Supl 1), S78-S87.

Montero, A. C. (2007). Epidemiología, genética y mecanismos patogénicos de la diabetes mellitus. *Revista Española de Cardiología Suplementos, 7*(8), 3H-11H.

Carrillo, C., & Panduro Cerda, A. (2001). Genética de la diabetes mellitus tipo 2. *Investigación en salud, 150*(99).

Montoya, F., Bedoya, C. I., Restrepo, M. C., Vilegas, A., Posada, S. C., García, H. I., & Vicario, J. L. (1996). Determinación de marcadores genéticos en pacientes con diabetes tipo I y población sana. *Acta méd. colomb, 21*(1), 10-6.

Tusié Luna, M. T. (2000). La genética de la diabetes mellitus tipo 2: genes implicados en la diabetes de aparición temprana. *Revista de investigación clínica, 52*(3), 296-305.

Carrillo, C., & Panduro Cerda, A. (2001). Genética de la diabetes mellitus tipo 2. *Investigación en salud, 150*(99).

Dooley, J., Tian, L., Schonefeldt, S., Delghingaro-Augusto, V., Garcia-Perez, J. E., Pasciuto, E., ... & Franckaert, D. (2016). Genetic predisposition for beta cell fragility underlies type 1 and type 2 diabetes. *Nature genetics, 48*(5), 519.

Como esta investigación puede plantear preguntas, queremos pedirle que liste la dirección de correo electrónico que VIB ha puesto a disposición para preguntaSECLEN SANTISTEBAN, S. (1996). Aspectos epidemiológicos y genéticos de la diabetes mellitus en la población peruana. *Revista Medica Herediana, 7*(4), 147-149.

del Seguro Socis en su reporte o artículo. Todo el mundo puede contactarnos con preguntas sobre esta investigación y otras investigaciones médicas: patients@vib.be .

Cómo vivir con Diabetes

9
Cuidados al Paciente

LICENCIADA PRISCILA GUEVARA

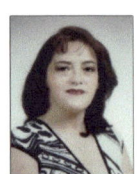

Licenciada en Enfermería de la Pontificia Universidad Católica del Ecuador, Facultad de Enfermería, en el año 1993. Con amplia experiencia en los Servicios de Emergencias, Cuidados Intensivos tanto de adultos como de niños de varias unidades de salud, Neonatología, Traumatología y Medicina Interna 1994- 2010.

Diplomado en Gerencia en Salud Pública 2005, Maestría en Medio Ambiente 2009, Maestría Emergencias Médicas 2011, Capacitadora en hospitales y clínicas Manejo de Desechos Hospitalarios Gestión Ambiental (8 años) hasta Septiembre 2013

Coordinadora de Gestión Ambiental del Hospital Docente Pablo Arturo Suarez, 2011. Responsable Nacional de Agua Segura; a cargo de la elaboración de herramientas y registros técnicos para la Norma técnica de Manejo de Desechos, coautora del Reglamento interministerial de Manejo de Desechos Sanitarios. Planta Central del Ministerio de Salud, Dirección Nacional de Ambiente y Salud, 2012-2015

Docente Universitaria de diferentes materias del ámbito Médico Quirúrgico 2004-2017

Coordinadora de Carrera de Podología 2016-2017

DEDICATORIA

A Dios por darme la bendición de servirle por medio de mi profesión
A mis hijos Priscila e Israel por ser el amor materializado y el motor de mi vida
A mi mejor amiga mi Mama Yolanda
A mis tíos Andrés y Mercedes mis eternos compañeros

Educación para la salud

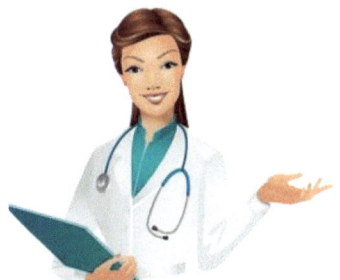

Un elemento clave para el paciente que vive con diabetes es la información acerca de su enfermedad ya que conoce los cuidados que debe observar para tener una mejor calidad de vida.

Por supuesto, este conocimiento debe llevarle a modificar sus hábitos y costumbres, cosa fácil de decir que en la práctica resulta ser bastante complicado. A pesar de conocer los alimentos que pueden ser perjudiciales para la salud , no es fácil cambiar los hábitos ni las rutinas sedentarias que de seguro le acompañan desde hace décadas. Es por ello que una correcta educación para la salud es una parte crucial para realizar estos cambios.

Aspectos culturales
Una parte importante que debemos tener en cuenta son los aspectos culturales y religiosos que el paciente diabético posee. Por ejemplo: en nuestra sociedad ecuatoriana es una tradición el consumo de alimentos altos en hidratos de carbono en las fiestas de fin de año, situación difícil de controlar en un paciente diabético que además a formado parte de esa tradición desde pequeño.
Un error en materia de educación para la salud es pensar que el hecho de vivir durante años con diabetes le convierte en experto en diabetología, en la mayoría de los casos se hace evidente que la información que maneja el paciente es incompleta y además errónea. Lo que hace muy necesario que

el personal de salud realice demostraciones periódicas de los procedimientos y que el paciente esté abierto a seguir estas recomendaciones.

Aspectos que todo paciente diabético debe considerar

Nutrición:

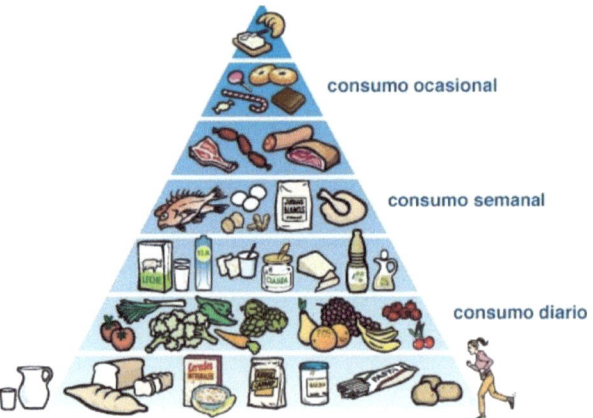

Como ya se explicó en capítulos anteriores el paciente diabético no requiere dietas especiales, pero debe poner especial atención a un consumo equilibrado ya que es mediante la ingesta adecuada que se logra controlar la glucosa en plasma.

Es importante examinar hábitos alimenticios y plantearse cambios realistas con objetivos alcanzables para poder lograrlo y poco a poco ir manteniendo una dieta donde priman el ejercicio físico, la ingesta de agua y un equilibrado balance según la pirámide nutricional. En casos especiales es posible que su médico le derive a un nutricionista que le pueda establecer un plan de nutrición a la medida.

Consumo de sustancias tóxicas:
Es importante prestar especial atención en el consumo de alcohol, tabaco y otras sustancias tóxicas cuyo consumo atenta a la salud en general y al diabético en particular.

Si usted consume de forma regular alguna de estas sustancias es urgente que elimine el hábito y recurra a un grupo de apoyo para recibir asistencia.

Ejercicio

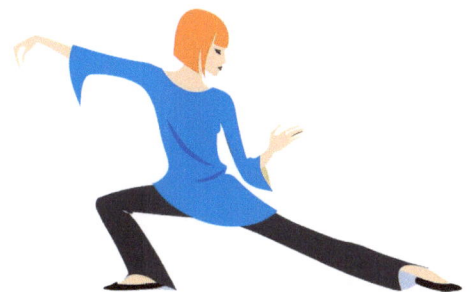

Como ya vimos en el capítulo 3 sobre prevención y obesidad, los temas de nutrición y práctica de deportes son muy importantes para el paciente diabético.

Queremos reforzar la idea de que el paciente diabético no solo puede sino que debe realizar actividad física de forma regular y de acuerdo a las indicaciones del médico.

Algunas pautas a tomar en cuenta:

Cómo vivir con Diabetes - Priscila Guevara

1. Realice actividad moderada todos los días.
2. Una manera de mantenerse activo es salir a caminar 20 o 30 minutos al aire libre.
3. Trate de ir acompañado a las actividades al aire libre.
4. Lleve siempre un dosis de endulzante y su botella de agua.
5. Consulte a su médico antes de iniciar un plan de entrenamiento.
6. Revise siempre sus pies después de cada entrenamiento.

Y ya que hablamos de pies es importante tratar el tema del pie diabético:

Cuidados de los pies en el paciente diabético

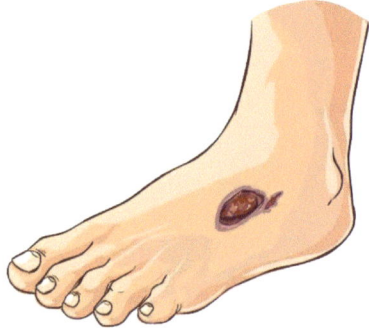

Las personas que padecen diabetes pueden presentar alteraciones en los pies, tanto en lo sensitivo como en aspectos circulatorios.

Aumenta el riesgo de heridas e infecciones, lo cual disminuye la calidad de vida y **pueden conducir incluso a la amputación.**

Algunas pautas para el cuidado de los pies:

- Revise a diario sus pies en busca de heridas o lesiones.
- Cuando se lave los pies no los deje en remojo.

- Lave sus pies a diario con agua tibia.
- Seque muy bien sus pies con una toalla de pequeña.
- Tenga especial cuidado al cortarse las uñas de los pies.
- Utilice un poco de crema hidratante después del lavado.
- No use talco para los pies.
- Utilice calcetines especiales sin costuras ni elásticos.
- Tenga especial cuidado a la hora de seleccionar sus zapatos, estos deben ser cómodos por encima de cualquier criterio.
- No camine descalzo.
- No aplique frío o calor directamente a los pies.
- Si se moja los pies con la lluvia debe dar prioridad a sus pies antes de nada. Con el clima cambiante que suele presentarse en ciertas ciudades es buena idea mantener cerca un cambio de medias y zapatos así como toallas para atender a este tipo de contratiempos.
- Si se presentan heridas o lesiones en los pies debe acudir al personal de salud de forma inmediata.

Algunas señales de alerta que deben atenderse de forma inmediata:

→ Aparición de pus debajo de la uñas o en el centro de los callos.
→ Cambio en el color de los pies (zonas rojas, azuladas o negras).
→ Frialdad, dolor o alteración de la sensibilidad en los pies.

Mantenga niveles adecuados de glucosa y presión arterial

Mantener un control de sus niveles de glucosa es muy importante para el cuidado del paciente.

Existen en el mercado medidores de glucosa sin pinchazos que ayudan al paciente a mantener un monitoreo constante.

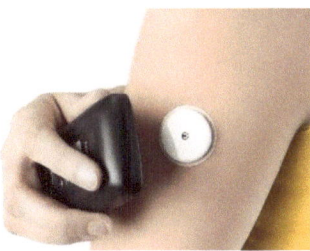

Estos equipos le permiten estar siempre monitoreado y se conectan al teléfono celular informando cuando los niveles de glucosa no son los adecuados.

Aparte de estos revolucionarios dispositivos existen los **glucómetros** más tradicionales que el paciente puede utilizar para monitorear sus niveles de glucosa en sangre.

IMPORTANTE: El nivel de glucosa en la sangre cambia a menudo, por lo que debe aprender a medirlo varias veces al día.

Procedimiento para medir la glucosa en casa:

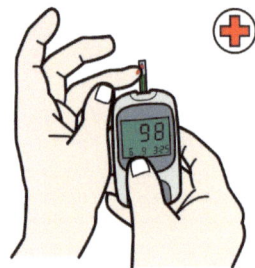

1. Lávese bien las manos con agua y jabón o con abundante gel antiséptico. Dejar secar el área.

2. Pinche el sitio (el dedo, por ejemplo) con el dispositivo de punción para obtener una gota de sangre.

3. Apriete delicadamente el dedo hasta que salga una gota.

4. Coloque el borde de la tira reactiva con la gota de sangre y espere el resultado.

5. El nivel de glucosa aparecerá en la pantallita del glucómetro.

El control de la presión arterial en casa

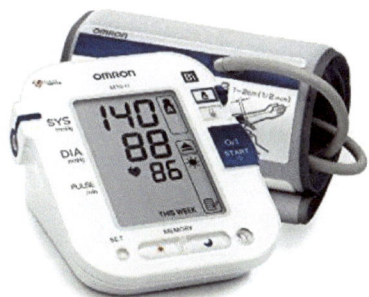

El dispositivo de elección para medir la presión arterial desde hace más de un siglo es el esfigmomanómetro de mercurio, mediante la técnica de referencia descrita por Korotkoff, que el médico o la enfermera llevan a cabo en la consulta, o el farmacéutico en la oficina de farmacia.

Sin embargo, la normativa de la Unión Europea establece la retirada progresiva de dispositivos clínicos que contienen mercurio, por lo que es probable que en un futuro próximo la medida de la presión arterial se haga solamente con dispositivos automáticos.

Procedimiento para medir la presión arterial en casa:

1. Utilice un dispositivo certificado, su médico o farmacéutico puede ayudarle a elegir el más adecuado para usted.
2. Tome asiento en una posición cómoda y con la espalda recta frente a una mesa.
3. Debe descansar cinco minutos antes de tomar la medida.
4. Mantenga el brazo inmóvil sobre la mesa durante la medición.
5. Utilice ropa que no le apriete el brazo.
6. No cruce las piernas durante la medición.
7. No se mida la presión arterial después del ejercicio o las comidas.

Nivel recomendado de presión arterial
Por debajo de 130/80 mm.Hg

Cuidados sobre la Medicación

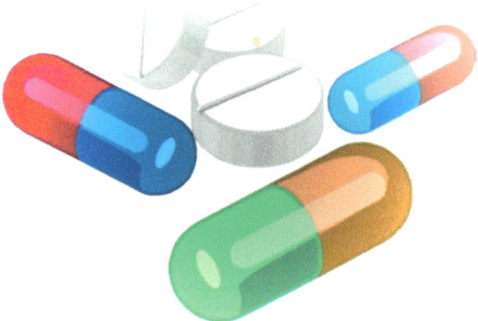

Otro elemento muy importante que el paciente no puede descuidar es el adecuado uso de la medicación prescrita por el médico.
Existen varios medicamentos (orales o inyectables) que pueden formar parte de su tratamiento y es importante seguir las siguientes pautas:

1. Respete los horarios de toma de los medicamentos.
2. Utilícelos en las dosis que le fueron recetadas.
3. Jamás se automedique.
4. No utilice los medicamentos de otras personas aunque tengan condiciones similares a la suya.
5. El uso de medicamentos **no elimina el resto de autocuidados** (dieta, ejercicios, etc).
6. Lleve siempre anotados los medicamentos que utiliza, sus dosis y frecuencias y llévelos siempre consigo en su cartera o billetera.
7. Siempre mantenga un surtido extra de sus medicamentos en caso de viaje o calamidad.

Los riesgos de la hipoglucemia

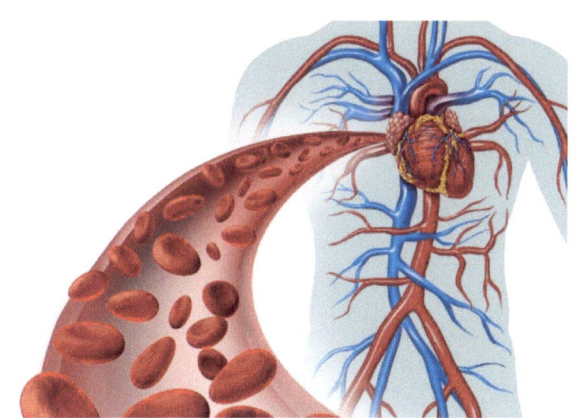

El tratamiento de la diabetes puede ocasionar una baja en los niveles de glucosa en sangre conocido como hipoglucemia. Si se produce una bajada de los niveles de azúcar en sangre (glucosa) por debajo de 60 mg/dl.

Síntomas
Los síntomas que se presentan son confusión, palpitaciones cardíacas, visión borrosa, temblores y ansiedad.

Si usted experimenta estos síntomas priorice el consumo de alimentos o bebidas con alto contenido de azúcar, como un caramelo o refrescos, puede ayudar a tratar esta afección.

Los medicamentos también pueden usarse para elevar el nivel de azúcar en la sangre.

Cuando salga a la calle lleve siempre caramelos o comprimidos de glucosa.

La hipoglucemia se puede producir por varias razones:

No comer a sus horas, saltarse las comidas, equivocarse con el uso de los medicamentos, aumento de la actividad física de forma no planificada, es decir, no prestar atención a varias de las pautas de autocuidado aquí expuestas.

La hipoglucemia puede manifestarse también en la noche, presentando inquietud al dormir, pesadillas y dolor de cabeza al despertar.

Pautas para los familiares

En algunos casos la hipoglucemia puede dejar inconsciente al paciente o que se vea muy confundido, algunas pautas para acompañantes o familiares son:

1. Si el paciente presenta confusión dele un vaso de agua con azúcar.
2. Si el paciente está inconsciente debe llamar a los servicios de emergencia 911 de manera inmediata.
3. Es posible que el paciente con alto riesgo de hipoglucemia deba tener consigo glucagón inyectable que debe serle administrado de forma inmediata. Su médico es quien va a evaluar este tipo de medicamentos.
4. Es importante informar siempre al médico de los episodios de hipoglucemia.

Bibliografía

Martínez, B. B., Loaíza, M. J. B., del R Aguilar, M., De La Cruz, M. D. J., Delgado, M. G., Ontiveros, S. U., & Flores, P. F. (2008). Nivel de conocimientos del Diabético sobre su Auto Cuidado. *Enfermería Global*, *7*(2).

de Armas, D. M. F., Depestre, A. M., & Duarte, H. T. Á. (2000). Conocimientos de los pacientes diabéticos relacionados con los cuidados de los pies. *Rev Cubana Angiol y Cir Vasc*, *1*(1), 80-4.

AYALA, A. E. G. (2008). Automedida de la presión arterial. *Offarm*, *27*(4).

De Rose, E. H., & Ceberio, F. DIABETES Y EJERCICIO.

Carralero, R. P., Álvarez, I. G., Roca, T. O., Licea, A. P., & Larralde, R. L. Medidas educativas para aprender a vivir con Diabetes Mellitus.

Galloway, A. E., Salinas, S. F., & Gutiérrez, O. P. (2014). ¿ CÓMO CONTROLAR LA DIABETES?. *Revista Electrónica Medicina, Salud y Sociedad*, *4*(2), 243.

García, R., & Suárez, R. (2007). La educación a personas con diabetes mellitus en la atención primaria de salud. *Revista Cubana de Endocrinología*, *18*(1), 0-0.

10
El Futuro de la Diabetes

LICENCIADA NARCIZA MARILU VACA RODRIGUEZ

[foto]

Licenciada en Enfermería de la Universidad Técnica del Norte Imbabura, Facultad de Ciencias de la Salud, Escuela Nacional de Enfermería en el año 2005. Con experiencia en los Servicios de Emergencia, Neonatología, Medicina Interna y Cirugía en el Hospital General Luis G Dávila de la Provincia del Carchi 2006-2008. Unidad de Salud Norte en Cuidado Directo del paciente 2009-2010. Ganadora de Concurso del Hospital San Francisco de Quito en el 2011. Actualmente trabaja en el servicio de Consulta Externa y Endoscopia del Hospital San Francisco de Quito IESS 2018.

DEDICATORIA

A mi madre por haberme apoyado en todo momento, por sus consejos, sus valores, por la motivación constante que me ha permitido ser una persona de bien, pero más que nada, por su amor. a mi padre por los ejemplos de perseverancia y constancia que lo caracterizan y que me ha infundado siempre, por el valor mostrado para salir adelante y por su amor. a mi hermano por ser el ejemplo de una hermano mayor y de la cual aprendí aciertos y de momentos difíciles y a todos aquellos que ayudaron directa o indirectamente a realizar este proyecto.

El futuro del tratamiento de la diabetes

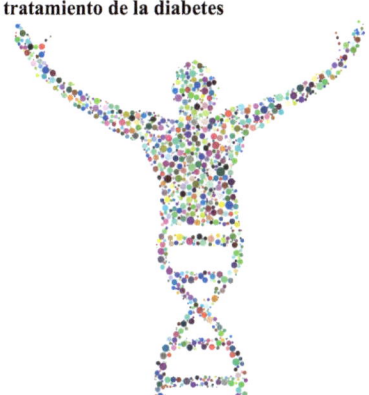

La diabetes es una enfermedad crónica que surge cuando el cuerpo es incapaz de producir o de usar adecuadamente la insulina para nivelar el nivel de azúcar en sangre.

Cuando pensamos en una enfermedad que no tiene cura lo primero que anhelamos es que la ciencia eventualmente encuentre la cura. Y puede que suceda, enfermedades que se consideraban incurables han sido frenadas, controladas y eventualmente resueltas.una de estas la diabetes .

En este capítulo analizaremos lo que se investiga en materia de diabetes, algunos adelantos como el páncreas artificial y los trasplantes ya son una realidad o lo serán a partir del 2018 y otros como la terapia génica se espera que sean una realidad en un futuro cercano. La ciencia se encuentra en permanente desarrollo y en los últimos años gracias a la ayuda de la tecnología se han logrado dar saltos enormes en la lucha contra diferentes enfermedades autoinmunes como la diabetes.

El futuro ya está aquí
En el capítulo anterior ya se mencionó a la bomba que controla la insulina y que no requiere pinchazos. Son sistemas que controlan los niveles de azúcar mediante dispositivos subdérmicos (que se colocan bajo la superficie de la piel) y mediante un software que se comunica con su teléfono celular le informa sobre sus niveles de azúcar y envía pequeñas

dosis de glucosa a su torrente sanguíneo cada vez que es necesario. Estos dispositivos ya existen y por su función similar a la del páncreas reciben el nombre de **páncreas artificial**, dispositivo cuyo uso ha sido aprobado por las entidades regulatorias para pacientes con diabetes tipo 1.

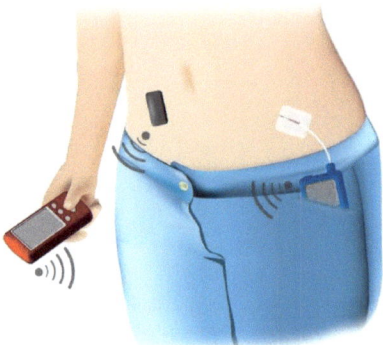

Trasplantes

Si entendemos a la diabetes como el resultado de un mal funcionamiento de las hormonas que controlan el azúcar y que se originan en el páncreas, concretamente en los islotes de Langerhans una posible solución se encuentra en trasplantar dichos islotes o directamente un páncreas completo y de este modo resolver el problema de la diabetes.

Si bien es una solución que suena bastante lógica, no es tan simple como cambiar un repuesto defectuoso y poner otro. Se requiere que el páncreas sano que va a ser trasplantado sea compatible con el receptor y aunque así lo sea es necesario dotar al organismo de inmunosupresopres (sustancias que anulan la tendencia natural del cuerpo a rechazar el nuevo órgano) y por supuesto, que existan órganos disponibles.

No es para todos

El trasplante de páncreas normalmente se realiza junto a un trasplante de riñón en pacientes con diabetes tipo 1 que presentan falla renal terminal, en este grupo poblacional ha demostrado ser la mejor opción.

Cómo vivir con Diabetes - Narciza Vaca

Si usted es candidato para trasplante
Si el médico determina que es candidato a trasplante de páncreas y riñón, será añadido a la lista de espera a nivel nacional. Su lugar en la lista de espera se basa en una serie de factores. Como el tipo de problemas renales que presenta y la probabilidad de que el trasplante tenga éxito.

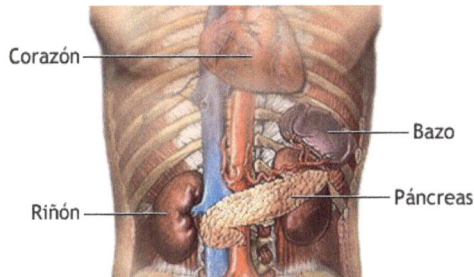

Mientras espera un páncreas y un riñón, siga estos pasos:
Hay una serie de elementos a los debe prestar atención:

Es primordial llevar una dieta saludable ,adecuada que recomiende su equipo de trasplantes.
No beba alcohol.
No fume.
Mantenga su peso en el rango recomendado.
Siga cualquier programa de ejercicios que le recomienden.
Tome todas las medicinas de acuerdo a la receta prescrita por el médico.
Reporte cualquier cambio a sus medicinas y cualquier aparición o empeoramiento de un problema médico.
Asista a todas las citas que tenga programadas.
Asegúrese de que su centro hospitalario tenga sus números de contacto para cuando estén disponibles un riñón y un páncreas.
Asegúrese de que puedan contactarlo de manera rápida y fácil sin importar a dónde vaya.
Tenga todo listo antes de dirigirse al hospital.

No es un procedimiento nuevo

No podemos decir que el doble trasplante de riñón y páncreas sea una novedad. De hecho en el año 1966 se realizó el primer trasplante combinado de riñón y páncreas cuando los doctores **W. Kelly y R. Lillehei** de la Universidad de Minnesota trasplantaron un riñón y el páncreas completo de un donante no vivo, en un enfermo con Diabetes Tipo 1 y daño renal terminal.

Actualmente se realizan unos 1600 trasplantes de páncreas asociados a riñón o solos al año y existe un registro mundial de más de 42.000 trasplantes realizados hasta la fecha que involucran el páncreas.

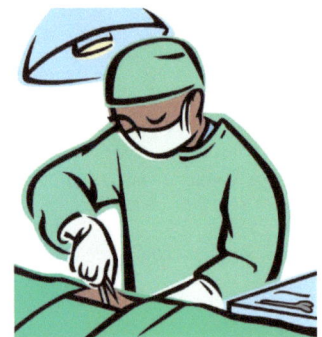

Pero si en Ecuador

La historia de este tipo de procedimientos es más bien reciente en nuestro país, el 22 de mayo de 2012 se realiza el primer trasplante reno-pancreático considerado el primer trasplante multivisceral, un hecho más importante sucede el 4 de marzo de 2011 cuando la Asamblea Nacional aprueba la Ley Orgánica de Donación y Trasplantes de Órganos Tejidos y Células que en su artículo 29 manifiesta que: los ecuatorianos y extranjeros residentes legalmente en el país, mayores de dieciocho años, al fallecer se convertirán en donantes, a menos que en vida hubieren manifestado su voluntad en contra, que según el artículo 30 de esta misma ley se hará constar en la cédula de ciudadanía.

Esto ha permitido al Ecuador dar un paso adelante en relación al resto de países para obtener la voluntad de la donación. Según estadísticas del Instituto Nacional para la Donación y Trasplante de Órganos, Tejidos y Células, en el Ecuador se realizaron 118 trasplantes renales en 2015, esto pese a la la ausencia de una Unidad de Trasplantes que asuma la demanda de pacientes.

Es posible que con mayor infraestructura y profesionales especializados el doble trasplante de páncreas y riñón continúe ayudando a pacientes con diabetes tipo 1 que presentan falla renal terminal, se trata de un gran procedimiento, pero no es la vía mediante la cual se pueda terminar con la diabetes.

La tecnología de última generación al rescate
Si el intercambio de un páncreas enfermo por uno sano no parece ser la vía más adecuada para tratar esta enfermedad, ¿qué otras técnicas se estudian para combatir este verdadero tsunami de diabetes que afecta al planeta?.

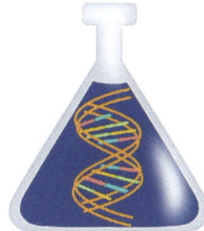

Existe una gran cantidad de investigaciones que combinan genética, biotecnología, farmacogenia, tecnología informática y todo tipo de nuevas tecnologías para enfrentar enfermedades como la diabetes. Todo ello agrupado en algo que se conoce como **medicina personalizada**.

De momento no prometen detener la diabetes pero sí predecirla.

¿Qué es la medicina personalizada?
En palabras Patricio Manque, Dr en Microbiología e Inmunología y director del centro de Genómica y Bioinformática de la Universidad Mayor:

"Es como ir a un sastre en lugar de comprar ropa en una tienda"

Cómo vivir con Diabetes - Narciza Vaca

La medicina promueve el uso de ensayos controlados y otros conocimientos científicos para la toma de decisiones clínicas.

Pero una debilidad de este enfoque es que los individuos varían en gran medida en cuanto a sus manifestaciones de la enfermedad. A veces los síntomas son un poco diferentes, la predisposición genética no es la misma para todos y muchos pacientes reaccionan de forma diferente a determinado tratamiento. Es decir :

No siempre los medicamentos funcionan
De hecho, de acuerdo a un informe de la Food and Drug Administration (FDA) de Estados Unidos sobre medicina personalizada presentado en 2013 muestra en la siguiente tabla el Porcentaje de pacientes para quienes las drogas son ineficaces.

Como podemos ver hasta un 43% de pacientes diabéticos no muestran

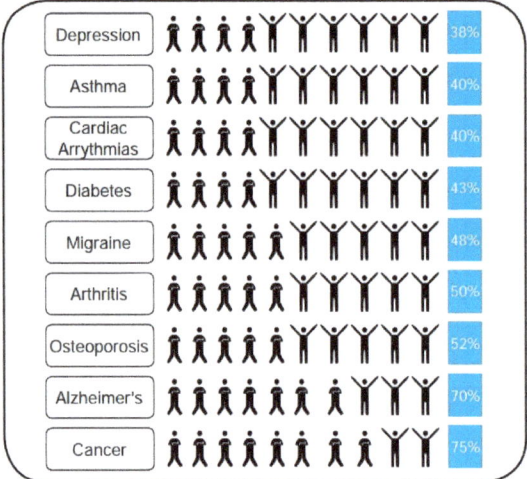

buenos resultados con la medicación, lo cual debe ser aclararse, muchas veces obedece a una compleja interacción de factores y también puede resultar de regímenes de dosificación inadecuados o inapropiados de un medicamento que de lo contrario, será efectivo, así como la **falta de cumplimiento adecuado por parte del paciente**.

Frente a esto, una buena respuesta parece venir desde la genética.

Génetica
Dentro de las células que nos componen se encuentra un código de información llamado **genoma humano**, son instrucciones sobre nuestro cuerpo y cada ser vivo posee una copia en el núcleo de cada una de las células que le componen.

El genoma de una persona es único, para que usted tenga el mismo genoma de alguien más tendría que ser un gemelo idéntico o directamente un clon. Para su estudio imagine unas 3.500 millones de letras dispuestas una a continuación de otra.

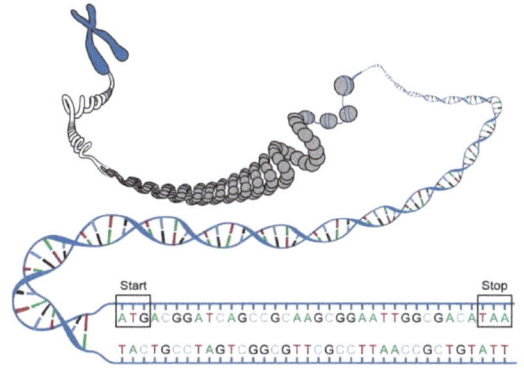

En esta enorme cantidad de información se encuentran todas las instrucciones que regulan su cuerpo, por ejemplo, las instrucciones para su color de ojos, o las que hacen que su páncreas no secrete insulina.

¿Qué ocurre si su médico tuviera su genoma?

Mediante un análisis de esta información, es posible saber si usted va a desarrollar diabetes en algún momento de su vida, si va a presentar síntomas o no, si determinado medicamento funcionará para usted, etc.

Durante décadas el Proyecto del Genoma Humano fue la tarea de científicos de 18 países que invirtieron 3.000 millones de dólares y 12 años para obtener una secuencia completa del genoma humano. Esto se logró en 1990.

Ya se hace hoy en día

Pero si usted desea tener su genoma humano no necesita un ejército de científicos, en apenas dos semanas y con un costo promedio de 3.000 dólares es posible obtener su genoma y por el mismo precio un equipo de bioinformáticos puede entregar información valiosa sobre su salud.

Y gracias a los avances en tecnología en cuestión de pocos años obtener una secuencia de nuestro genoma será cosa de ir a la farmacia más cercana con muy poco dinero.

Hasta ahora, gracias a la medicina personalizada podríamos predecir el riesgo de un paciente de tener diabetes en el futuro, lo que es bastante bueno porque permite al paciente tomar precauciones antes de desarrollar la enfermedad. Pero: ¿es posible modificar los genes para hacer que el paciente sane?.

En teoría es posible y se hacen intensos estudios sobre el tema conocidos La **terapia génica** está trabajando en responder esta pregunta. Básicamente para enfermedades genéticas y mediante tres técnicas::

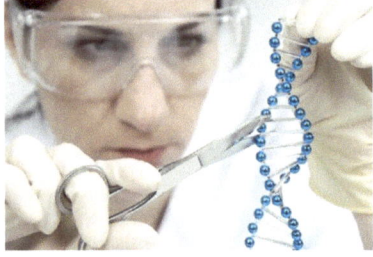

1. Estrategia Ex vivo Consiste en extraer algunas células, repararlas para luego reimplantarlas al paciente.
2. Estrategia In situ. Consiste en manipular los genes directamente en el organismo para proceder a su reparación. y
3. Estrategia In vivo. Que consiste en administrar directamente al paciente un gen corrector para que este alcance el punto a tratar.

Conclusión

No se sabe a ciencia cierta por qué surge esta enfermedad, pero es una realidad que cada vez hay más afectados, entre ellos niños, lo cual nos indica que se podría considerar como una consecuencia directa del tipo de alimentacióny de la falta de actividad física de los jóvenes de hoy en día.

Hemos incluido en nuestra dieta muchos alimentos que nos aportan demasiados azúcares que no nos hacen bien, y si a eso le sumamos el sedentarismo, no es de extrañar que la diabetes esté en auge. Es así que un buen consejo es la importancia de la alimentacion , lo necesario, y que hagamos actividad fisica.

Los pacientes, médicos, sistemas de atención médica y políticas de salud pública están lidiando con el aumento mundial de la incidencia de Diabetes. La diabetes y sus complicaciones causan daños a la salud y muerte y consumen una proporción cada vez mayor de presupuestos de atención médica.

Existen factores individuales en el riesgo de Diabetes, así como factores ambientales, lo que hace que el enfoque de "una talla única" para el manejo de esta enfermedad sea ineficiente.

Las herramientas de la medicina personalizada van progresando muy rápido y esperamos que dentro de pocos años sea parte rutinaria del diagnóstico, tratamiento y monitoreo. de la Diabetes Mellitus de Tipo 1 y 2.

Bibliografía

Apablaza, P., Soto, N., & Codner, E. (2017). De la bomba de insulina y el monitoreo continuo de glucosa al páncreas artificial. *Revista médica de Chile, 145*(5), 630-640.

US Food and Drug Administration. (2013). Paving the way for personalized medicine: FDA's role in a new era of medical product development. *Silver Spring, MD: US Food and Drug Administration.*

Serrano, Ó. J., Villegas, J. I., Echeverri, G. J., Posada, J. G., Mesa, L., Schweineberg, J., ... & Caicedo, L. A. (2014). Trasplante simultáneo de riñón y páncreas en pacientes con diabetes mellitus de tipo 1, Clínica Fundación Valle del Lili, Cali, 2001-2013. *Revista Colombiana de Cirugía, 29*(1), 32-41.

Ferrario, M., Buckel, E., Puelma, F., Morales, J., Fierro, A., Zehnder, C., ... & Olivera, G. (2016). TRASPLANTE SIMULTÿNEO DE PANCREAS-RIÿÿN. CONCEPTOS ACTUALES Y EXPERIENCIA EN CLÿNICA LAS CONDES. *Revista Médica Clínica Las Condes, 27*(2), 179-187.

Serpa Larrea, F. I. (2017). *Proyecto para la creación del Centro de Trasplantes del Hospital Carlos Andrade Marín (IESS) en el año 2018* (Bachelor's thesis, Quito: USFQ, 2017).

Glauber, H. S., Rishe, N., & Karnieli, E. (2014). Introduction to personalized medicine in diabetes mellitus. *Rambam Maimonides medical journal, 5*(1).

Manque, P. (17 de octubre de 2017). Padre de la medicina personalizada viene a Congreso Futuro 2018. Las Últimas Noticias. Recuperado de:
http://www.lun.com/Pages/NewsDetail.aspx?dt=2017-10-17&PaginaId=8&bodyid=0

De la misma editorial:

Primeros Auxilios Psicológicos, una visión de enfermería.

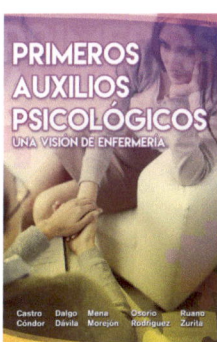

Las catástrofes, ya sean naturales o provocadas por el hombre existen desde tiempos inmemoriales, la humanidad ha tenido que enfrentar crisis de forma casi permanente.

¿Cómo enfrentar la muerte de un ser querido?, ¿Cómo sobreponerse al desastre en un terremoto?, ¿Cómo asumir un despido laboral?, ¿Cómo consolar a quien ha sufrido una ruptura amorosa?, ¿Es bueno que los niños vayan a los funerales?, ¿Cómo prestar ayuda a una persona que intenta atentar contra su vida?.

Dar respuesta a estas y otras inquietudes es el objetivo de esta obra.

De la misma editorial:

Sexualidad para Todos

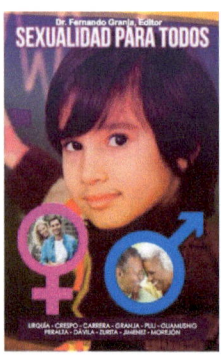

Hablar de sexualidad en casa sigue siendo un tema complejo en los hogares de toda Latinoamérica. No importa mucho que vivamos en pleno siglo XXI y que el acceso a la información a través de Internet esté al alcance de la mano.

Aún nos sonrojamos cuando los niños nos preguntan de dónde vienen los niños o el porqué de las escenas eróticas que suelen mostrarse en televisión, incluso en horario familiar.

Y mientras los padres y educadores carecen de herramientas adecuadas para tratar temas sobre sexualidad nuestros niños obtienen una sobrecarga de información en los medios sociales y páginas de dudosa responsabilidad.

Este libro nace como una respuesta a la necesidad de padres y educadores para conocer sobre la sexualidad y poder explicarla con fundamento a cualquier menor.

De la misma editorial:

Guía para Padres del Recién Nacido Prematuro

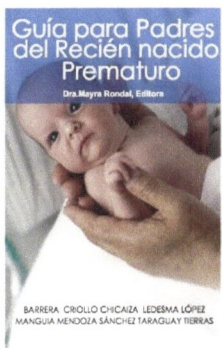

Ser padres siempre es una experiencia trascendental en la vida, son muchas las inquietudes, inseguridades sobre el futuro pero sobretodo ilusión.

En esta obra queremos llegar con información oportuna y profesional para que aquellos padres que se ven en la circunstancia de vivir la experiencia de recibir a un niño prematuro se encuentren mejor preparados para brindar los cuidados adecuados, estar informados y conocer las técnicas y los avances en medicina neonatal.

De la misma editorial:

Cómo mejorar tu salud emocional

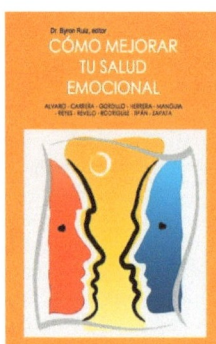

La sociedad moderna experimenta cambios constantes, lo que exige de los individuos una respuesta intelectual y física cada vez más rigurosa.

No saber gestionar nuestras emociones puede afectar nuestra salud mental.

Hoy se hace necesario en las personas, el desarrollo de habilidades para identificar los impulsos emocionales que dirigen sus acciones, y aprovecharlos como parte de la solución a los problemas cotidianos, en lugar de llevarlos como una pesada carga aflictiva.

www.ingramcontent.com/pod-product-compliance
Lightning Source LLC
Chambersburg PA
CBHW040313220526
45473CB00009B/2422